U0965950

卫生健康经济管理人员胜任力建设理论与实践

主　编　姚建红　彭望清

中国协和医科大学出版社
北　京

图书在版编目（CIP）数据

卫生健康经济管理人员胜任力建设理论与实践 / 姚建红, 彭望清主编. -- 北京：中国协和医科大学出版社, 2025. 7. -- ISBN 978-7-5679-2652-3

Ⅰ. R1-9

中国国家版本馆CIP数据核字第20253NX620号

主　　编　姚建红　彭望清
策划编辑　张　凌
责任编辑　卜蝴蝶
封面设计　锋尚设计
责任校对　张　麓
责任印制　黄艳霞
出版发行　**中国协和医科大学出版社**
（北京市东城区东单三条9号　邮编100730　电话010-65260431）
网　　址　www.pumcp.com
印　　刷　北京新华印刷有限公司
开　　本　710mm×1000mm　1/16
印　　张　14.75
字　　数　230千字
版　　次　2025年7月第1版
印　　次　2025年7月第1次印刷
定　　价　98.00元

（版权所有，侵权必究，如有印装质量问题，由本社发行部调换）

编者名单

主　编　姚建红　彭望清

副主编　李　建　刘　欢　涂虹羽　栗云静

　　　　刘　晖　钟俊学

编　者（按姓氏笔画排序）

刁然然　南昌大学马克思主义学院

万小慧　南昌大学马克思主义学院

王书沅　中国通用技术集团

冯芮华　中国医学科学院北京协和医学院

刘　欢　中国医学科学院北京协和医学院

刘　晖　中国医学科学院北京协和医学院

李　旦　中山大学附属肿瘤医院

李　建　中国医学科学院北京协和医学院

李晓燕　国家卫生健康委党校

何　仲　中国医学科学院北京协和医学院

张光鹏　国家卫生健康委党校

陈　颖　中国医学科学院整形外科医院

金悦盈　中国医学科学院北京协和医学院

周　川　南昌大学马克思主义学院

赵明阳　国家卫生健康委党校

钟俊学　中山大学附属肿瘤医院

姚建红　中国医学科学院北京协和医学院
袁海燕　中国医学科学院北京协和医学院
栗云静　中国医学科学院北京协和医学院
郭俊丽　中国医学科学院北京协和医学院
涂虹羽　中山大学附属肿瘤医院
彭望清　中山大学附属肿瘤医院

序

推进中国式现代化，需要处理好效率与公平等若干重大关系。统筹兼顾卫生健康工作的效率与公平，高举卫生健康事业的公益性旗帜，推动卫生健康事业高质量发展，成为新时代卫生健康工作的核心任务之一。

卫生健康经济管理队伍是推动卫生健康事业高质量发展的重要力量，近年来，国家卫生健康委持续加强经济管理队伍建设，培养了一支政治素养过硬、专业基础扎实、业务素质优良、队伍结构合理的人才队伍，为卫生健康经济领域治理体系和治理能力现代化、卫生健康事业高质量发展提供了强有力的支持，人民群众健康水平持续提高，健康中国建设稳步向前。推动新时代卫生健康事业高质量发展，需要结合卫生健康事业发展规律，努力构建具有卫生健康行业特点、适应改革发展形势的经济管理队伍和管理制度，强化能力建设、提高基本素质、推进政策落实，持续提高卫生健康事业经济管理水平。

中国医学科学院北京协和医学院和中山大学附属肿瘤医院联合课题组深入研究了胜任力基础理论的发展历程、基本概念内涵、主要研究方法、实践应用模型、理论发展趋势等，结合我国卫生健康经济管理工作发展现状、人才队伍建设现状、卫生健康事业高质量发展要求等，构建了具有中国特色的卫生健康经济管理人员胜任力建设框架，提出了全面系统的胜任力的培训体系，有利于推动我国卫生健康经济管理工作的系统化、科学化、标准化，全面提高卫生健康行业的经济管理水平。在此，向关心支持卫生健康经济管理队伍建设工作的广大学术界同仁表示衷心的感谢，让我们携手推进卫生健康经济管理工作高质量发展。

国家卫生健康委副主任

前　言

卫生健康经济管理队伍是推动卫生健康事业高质量发展的重要力量。2020年，国家卫生健康委启动了新一轮卫生健康经济管理人员队伍建设工作，提出要形成一套相对成熟稳定的经济管理队伍培训制度、组建一支高素质师资队伍、开发一套具有行业特色相对统一的培训大纲、举办一期经济管理高级研讨班、培养和储备一批能够胜任三级公立医院总会计师岗位要求的人才队伍、逐级对所有经济管理人员轮训一遍。有效推动公立医院的卫生健康经济管理人员胜任力建设工作，开发培训课程体系，对于落实相关政策要求，推动公立医院高质量发展具有重要意义。

胜任力具有人力资源潜在的、深层次的特征，表现为个人素质、性格特征、基本价值观、知识、技术、能力等。胜任力建设是人力资源管理过程中的重要环节和内容，对于全面提高工作人员的能力和素质具有重要意义。进一步加强卫生健康经济管理人员的胜任力建设，开展胜任力评估，基于评估结果开发培训课程体系和教材，对于深入推动卫生健康经济管理人员培训，提高卫生健康经济管理人员的管理水平、实现公立医院高质量发展具有重要意义。

在中国卫生经济学会的支持下，中国医学科学院北京协和医学院和中山大学附属肿瘤医院组成课题组，对卫生健康经济管理人员分类、岗位职责内容、胜任力指标体系和评价模型、培训课程体系、培训重点和优先领域等开展研究，形成了一系列研究成果。课题组在全面总结前期研究成果的基础上，对胜任力理论的发展、胜任力评价方法、胜任力在实践中的应用、我国卫生健康经济管理工作发展、卫生健康经济管理人员胜任力模型、胜任力建设方案、胜任力培训等重点内容进行全面阐释。本书主要面向卫生健康经济从业人员、卫生人力资源管理人员、卫生健康管理研究人员等，指导开展卫生健康机构胜任力评估及人才管理和培训工作，不断提升卫生健康经济管理人员基本素质和技术能力，提高卫生健康领域经济管理的治理水平和治理能力，助力卫生健康事业高质量发展，推进中国特色社会主义现代化建设事业发展。

本书编写过程中，国家卫生健康委给予大力支持和帮助，李斌副主任题写序言，阐述了推进卫生健康经济管理人员胜任力建设的重要意义。各位课题组成员积极贡献智慧和力量，构建了较为完备的胜任力建设知识体系。相关领域的专家、读者提出了宝贵的建议。在此，感谢所有为本书付出努力的领导、专家、作者、读者等。由于编者水平有限，本书不妥之处，敬请各位读者提出批评和指正意见，我们将认真吸收借鉴，进一步推动卫生健康经济管理人员胜任力建设工作。

姚建红　彭望清

目　录

上篇　胜任力基础理论

下篇　卫生健康经济管理人员胜任力

上 篇

胜任力基础理论

第一章　胜任力理论发展

胜任力是人力资源管理领域的重要基础理论。为了较为全面地阐释和介绍胜任力理论的产生和发展，本章结合胜任力概念的起源，描述了胜任力的基本内涵，强调了胜任力的基本特征和能力，与岗位职责、工作绩效密切相关，用于遴选、评价和培养人力资源的基本理论和实践应用工具。同时，深入剖析了胜任力与能力、素质等相近概念之间的联系和区别，胜任力的基本类型等。在此基础上，介绍了胜任力理论的发展过程，从基本概念的模糊到清晰，基本内涵的发展到统一，理论研究的深化到应用等整个过程。结合不同时期的典型研究，介绍了主要的研究发现和成果。最后提出了胜任力理论发展的基本态势，主要呈现注重实践应用、应用领域更加广泛深入、从个体评价向组织评价转变等趋势。

第一节　胜任力基本概念辨析

一、胜任力概念的起源

胜任力（competency）的概念可以追溯到古罗马时代，当时人们通过构建胜任力剖面图（competency profiling）来说明“一名好的罗马战士”的属性。工业革命后，随着社会分工的不断细化，出现了某些从事特定职业的人员和团体。在这些职业团体中，人们从事着相同类型的工作，面临着相同的问题，共同的事业把这些人聚集在一起相互支持与交流。但他们的职业并没有得到充分、确切的保证，原因是一些不具备专业能力的人也在从事与他们相同的工作，这使得公众不能把那些合格的专业工作者与不合格的专业工作者区分开来，职业的胜任资格测验由此产生，胜任力（competency）也应运而生。在英文文献中，通常用

“competency”“competence”来表示胜任力，但两词的含义是不同的。目前大多数的研究者都将胜任力翻译为“competency”。

1. 早期的胜任力内涵

胜任力在管理领域中的研究与应用最早始于20世纪初。1911年，“科学管理之父”泰勒（Frederick W. Taylor）认识到优秀工人与一般工人完成工作的质量和效率是有差异的，在其《科学管理原理》一书中提出用“时间-动作研究”的方法研究工人胜任力的构成，界定哪些因素导致了优秀工人高质量、高效率的工作过程和结果，同时采用系统的培训提高工人相关方面的能力，进而提高组织绩效。1933年，卡尔·桑德鲁斯（Carr Saunders）和威尔森（Wilson）对胜任力的内涵进行了探索，他们认为胜任力的内涵可以用当时各种职业主要的和显著的特征来描述与判断，如人们曾将行业特征描述为各种职业的胜任力。在胜任力测验中，他们把胜任力看成专业化的智能，而不是实际的操作技能，这是胜任力最初的含义。

早期的胜任力内涵较为模糊，泛指超过合格的所有状态，是人的一种特征，但没有对职业人员能力范围作出具体的描述。对于工作内容比较相似的岗位，由于可以根据不同工作的胜任力之间的内在联系进行推断，所以这种一般而泛化的界定不会引起太多的混淆。但是在工作内容差异性很大的行业或专业中，不同的专业人员面临的工作情景完全不同，仅靠推断已经不能满足工作的要求，所以需要对胜任力进行详细描述，从而丰富胜任力的内涵。

2. 胜任力内涵的扩展和具体化

随着时间的推移，新的职业不断诞生，原有工作的性质发生变化，这带来了职业划分的新问题，也导致了行业的新分化，而行业的分化也使胜任力出现了新的内容。这时的胜任力主要是以该行业的专业技术为基础、以从业人员的背景知识和经验来定义的。

第二次世界大战后，研究者们开始把胜任力看成职业发展中的一个阶段。20世纪60年代后期，美国国务院意识到以智力因素为基础选拔驻外联络官（Foreign Service Information Officer，FSIO）的效果不理想，许多表面优秀的人才，在实际工作中的表现却令人非常失望。美国国务院邀请哈佛大学教授戴维·麦克莱兰（David McClelland）设计一种能够有效地预测实际工作业绩的人员选拔方法。正是基于本项目，McClelland的研究奠定了关于胜任力的关键性理论和技术。研究者皮尔森（Pearson）提出：“我们可以把工作的完成状态想象为一个连续体，从刚刚知道怎么做，到如何做得更好，而能够胜任这项工作的状态处于这个连续过程中的某一点。”职业人员的胜任力至少应该包含两个维度：范围（scope）和质量（quality）。范围是指人员胜任的领域、角色的范围，所需要面对的任务和情境，而质量则是指工作质量在连续过程中所处的位置，这两种维度联合构成了胜任力的内涵。

3. 不同领域的胜任力内涵

胜任力的概念自诞生起不断变化，不同学科对其有不同的解释，其英文单词“competency”在不同的学科背景中的基本内涵也有较大差别。在临床心理学中，“competency”用于定义心理能力和意识、关心他人的能力或从事多种日常活动的能力。在教育学中被广泛应用，用于拓展传统的“知识”的范围。早期工业心理学家也使用“competency”一词来解释个人在特定职业中的胜任程度。后来，“competency”被职业顾问用于定义与特定职位相关的知识、技能和能力。总体来说，“competency”在不同的领域均用于定义个人具有某一领域的知识和技能，并在某一特定任务或活动中有成功表现或业绩。

4. 常见的胜任力定义

从不同时间的胜任力定义看，其基本内涵涉及的层面、具体内容具有较高的相似度，基本涵盖了从性格特征等内部特质到技能等外部能力的多个层面。以下是在文献中出现的有关“胜任力”的常用定义。

（1）1973年，McClelland提出，胜任力是指与工作绩效或生活中其他重要成果直接或存在一定联系的知识、技能、能力、特质或动机。

（2）1982年，Boyatzis提出，胜任力是指一个人所拥有的导致在一个工作岗位上取得出色业绩的潜在的特征，可能是动机、特质、技能、自我形象、社会角色或所使用的知识实体等。

（3）1993年，Spencer提出，胜任力是指能够区分在某一岗位或组织中高绩效者与平均绩效者的个人潜在的深层次特征。与有效的或出色的工作绩效相关的个人潜在的特征，包括知识、技能、自我概念、特质和动机。

（4）1994年，Spencer和McClelland提出，胜任力是指能将绩效优异者与绩效一般者区分开来的、能够通过可信的方式度量出来的动机、特性、自我概念、态度、价值观、知识、可识别的行为技能和个人特质。

（5）1995年，Fleishman等提出，胜任力是指知识、技能、能力、动机、信仰、价值观和兴趣的混合体。

（6）1997年，Mirahile提出，胜任力是指与一个职位绩效的高低相联系的知识、技能、能力或特征。

（7）1999年，Schweik和Green提出，胜任力是指对为达到工作目标所使用的可测量的工作习惯和个人技能的书面描述。

（8）2001年，Helly提出，胜任力是一组特质群，包含从动作技能到人格特征，从安全分类细胞的能力到成功地回应调查报告者提出的问题的能力等，胜任力常被定义为一种特征，这种特征能够依据一个可接受的绩效标准进行测量，能够使一个人出色地完成自己的工作，在自己的岗位上取得高绩效。它包含知识、技能、个性、态度、动机和行动等多个方面。

上述关于胜任力的定义中，应用最广泛的是1994年Spencer和McClelland提出的涵盖内容较为全面的概念，其主要特点是强调了胜任力的基本特征的有效性和可识别性，并从胜任力理论应用的角度，提出了需要测量和识别的主要内容，包括动机、特性、自我概念、态度、价值观、知识、可识别的行为技能和个人特质。

综上所述，胜任力是指能把某职位中表现优异者和表现一般者区分开来的个体潜在的、较为持久的行为特征（behavioral characteristic），可以是认知的、意志的、态度的、情感的、动力的或带有人格倾向性的等。

胜任力有三个重要特征：一是与工作绩效有密切的关系，可以预测员工的未来工作绩效；二是与任务情景相联系，具有动态性；三是能够区分绩效优秀者和绩效一般者。

胜任力为人力资源管理理论和实践研究提供了一种“通用语言”，使人力资源管理中的工作分析、工作评价、招聘、选拔、培训、绩效管理、继任计划等建立在一个统一的基础之上，即可以进行基于胜任力模型的人力资源开发与管理。

5. 胜任力内涵总结分析

根据胜任力的结构模型，所有个体特征无论是生理的还是心理的，也无论是潜在的还是外显的，只要能将绩效优异者和绩效一般者加以区分，都可以界定为胜任力。从理论上讲这种观点有其合理的一面，因为对胜任力作出这种理解后，可以从个体层面上说明影响个体绩效的因素。但从实践意义上看，却有几个应该进一步探讨的问题。

第一，这种界定似乎包罗了一切内容，使得人们在使用这一概念时很难有统一的认识。例如，胜任力是“知识、技能、能力、动机、信念、价值观和兴趣的混合体”，是“与工作绩效有关的知识、技能、能力或特征”，是“动机、特质、自我概念、态度或价值、知识或认知行为技能——所有可以准确测量并能将绩效优异者与绩效一般者区分开的个体特征”，是“对可以测量的工作习惯和实现工作目标的个人技能的书面描述”等。面对如此繁多、内容各异的理解和解释，人们无所适从，这也许是有些人不愿使用“胜任力”这一概念的主要原因。

第二，持这种观点的人认为，不同层次的胜任力之间存在相互作用的关系，人格中的无意识动机和特质决定社会角色和自我形象，社会角色和自我形象又决定行为表现。有研究发现，人格特质会通过影响具体胜任力（specific competency）、动机和竞争战略选择而影响企业绩效，一般胜任力（general competency）对动机和战略选择具有一定影响。将不同水平的特征混合在一起的结果是：既不能清楚地说明胜任力的内在机制、相互作用和确切内涵，也难以分析究竟是哪一个或哪些胜任力对个体的行为和绩效产生了影响。

第三，知识至多能预测一个人有能力做的事情，而不是实际做的事情，知识（如事实、原理、公式、结构等）只是工作绩效优异的必要条件，而非充分条件。因此，若想取得优异的绩效，重要的不是掌握了多少知识，而是如何使用知识、如何发现有用信息。特质、技能、动机等同样只是工作绩效优异的必要条件，只有实际的行为表现才能带来优异绩效。

第四，胜任力模型最重要的优势在于，可以给组织提供一种“通用语言”，企业管理人员和人力资源管理人员可以基于这种“通用语言”讨论员工的绩效、选拔、开发和发展问题。但是，持该观点的人却认为，选拔的内容最好是动机和特质，培训和开发的内容最好是知识、技能，而在绩效评价中则评价胜任力行为（competency behavior）。由此可以看出，人们在人力资源实践中使用胜任力的标准（内容或概括水平）没有一致性。

二、胜任力常见概念的辨析

从胜任力的常用定义看，其与素质、能力等相关概念相近。研究者对胜任力概念的界定通常有两种不同的观点：一种观点认为，胜任力是潜在的、持久的个人特征，即人是什么。另一种观点认为，胜任力是个体相关行为的类别，即人做什么。为了给胜任力一个明确的界定，以下是对文献中与胜任力有关的一些概念的澄清。

1. 胜任力的英文表述辨析

competence、competency、competent都具有胜任力的含义，在中文中通常都可以译成胜任力，因此很容易混淆。McClelland在其初期的文献中使用的是competence，后有学者和实践者使用competency。波尔门（Berman）认为，competency是胜任力的表现，是用来了解和识别优秀绩效、行为、能力技能等，而competence是以观察的功能性技术为基础的，主要强调整体的功能性技能。对此，McClelland（2001年）认为，competent是指个体履行工作职责和取得绩效的能力，competency则集中关注个体在一定情景下的实际行为表现和绩效。爱德华·A.麦科纳（Mc Connellc，2001年）也认同McClelland的观点，并对两者的获取、评价与保持促进及相应的成本进行了分析与对比。随着研究的不断深入，两个术语有合并的趋势。这两个词的不同之处可能在于是否考虑到运用的具体环境，或者只是字面上的差异，如果从字面上去区分并没有多大意义。

2. 胜任力与能力辨析

能力是一种心理特征，是顺利实现某种活动的心理条件。在英语中，能力用意义相近但不完全相同的词来表示：ability、capacity或capability，前者代表人们已经学会的知识和技能，后者指个体具有的潜力和可能性。从这个角度看，能力是基础，胜任力是表现。斯腾伯格针对“学习成绩最好的不一定是工作最出色的人”这一实际现象提出了“成功智力”（successful intelligence）的概念，指一种用以达到人生主要目标的智力，是在现实生活中真正能产生举足轻重影响的智力。因此，能力是胜任力的基础或前提条件。capability是指个体解决某一具体问题的能力，competency是各种具体功能性能力的相互协调。例如，一个人掌握了财务预算的专业技能，但他必须还要有与其他部门相互协调的能力，以便获得有用的信息，最终得到财务预算表，这种协调能力就是胜任力。

3. 胜任力与素质辨析

素质（innate quality）指有机体天生具有的某些解剖和生理的特性，主要是神经系统、脑的特性及感官和运动器官的特性，是能力发展的自然前提和基础。也有人认为素质是先天的遗传条件和后天的经验因素形成的身心倾向。素质是我国学者提出的一个本土化概念，哲学、社会学、心理学、教育学、人类学等学科的学者关于素质的表述在内涵、外延和范畴上都不尽一致，但在以下三点具有趋同性：一是素质是有机体（人）特有的。二是素质是人基本的、稳定的、内隐的特性（品质）。三是素质形成的基本条件既包括先天生理基础又离不开后天环境

（含教育）的影响。

素质与胜任力在内涵上有重叠，但胜任力强调与职务、工作、组织相协调，是一种能区分绩效优异者和绩效一般者的特征，胜任力的基本内容包括六个层面。一是知识，指某一职业领域需要的信息（如人力资源管理的专业知识）。二是技能，指掌握和运用专门技术的能力（如英语读写能力、计算机操作能力）。三是社会角色，指个体对于社会规范的认知与理解（如想成为工作团队中的领导）。四是自我概念，指对自己身份的知觉和评价（如认为自己是某一领域的权威）。五是个人特质，指某人所具有的特征或其典型的行为方式（如喜欢冒险）。六是动机，指决定外显行为的内在而稳定的想法或念头（如想获得权利、喜欢追求名誉）。

4. 胜任力与外显行为辨析

目前，在人力资源管理实践中普遍认为，胜任力是“保证一个人胜任工作的、外显行为的维度（dimension）”，如“努力取得结果”“深刻理解”“对他人的观点敏感”等。Swartz，Fletcher和Karasik（1993）指出：维度是指一类行为（a cluster of behaviors），这些行为是具体的、可以观察到的、能证实的，并能可靠地并合乎逻辑地归为一类，如“敏感”“主动”“分析”等。显然，在这里，维度是指用来完成工作任务的行为，胜任力仅仅是维度的替代物或同义词。

从行为上界定胜任力，提供了一个将胜任力与特质和动机分开的机会，可以将胜任力（行为）看成特定情景下对知识、技能、态度、动机等的具体运用，有利于人们对胜任力准确理解和统一认识。但是，对胜任力做出这样的界定后首先遇到的问题是，不能区分胜任力和行为绩效。

1995年，Franklin给绩效的定义是：绩效是行为的同义词，它是人们实际的行为表现并能观察到的……无论这些行为是认知的、生理的、心智活动的还是人际的。如果二者都是行为，从表面上看，这里至少有一个概念是多余的。还有持该观点的人所指的其实并非纯粹的行为，而是暗示了人的更为基本的特征，例如，“准备妥协”（preparedness to compromise）就是一种倾向性特征（dispositional characteristic）。“承受个人不便”“表示同情”“找到问题实质”“识别信息的局限”等，也同样暗示了带有倾向性的（dispositional）、态度的（attitudinal）和潜在的（underlying）行为特征。1995年，Cooper和Robertson对此作了进一步研究，开始关注许多胜任力的非行为本质，认为行为需要明确界定，并且必须是可以观察到的。通常使用的许多胜任力既不具体也无法观察到，不能归类为行为。因此，虽然我们可以从行为表现中识别胜任力，但行为并不是胜任力。

5. 胜任力与个体潜在特征辨析

胜任力是个体的潜在特征，它与一定工作情景中的、参照效标的（criterion-referenced）有效或优异绩效有因果关系（causally related）。其中，“潜在特征”是人格深层和持久的部分，显示个体行为和思维方式，能够预测多种情景或工作中的行为。“有因果关系”指胜任力是绩效产生的根本原因，即能引起和预测行为及绩效。“参照效标”指胜任力能辨别绩效优异者和绩效一般者，就像按照特定标准（specific criterion）测量一样。在常见的胜任力模型中，胜任力可以分为五个层次，由低到高依次为：知识（第一层次，个体所拥有的特定领域的信息、发现信息的能力、是否能用知识指导自己的行为）；技能（第二层次，完成特定生理或心理任务的能力）；价值、标准、道德（第三层次，个体的态度、价值观等）；特质（第四层次，个体的生理特征和对情景或信息的一致的反应）；社会动机、内驱力（第五层次，指在一个特定领域的自然而持续的想法和偏好，如成就导向、亲和力、影响力，它们将驱动、引导和决定一个人的外在行动）。其中，知识和技能是可见的、相对表层的个人特征，而自我概念、特质和动机则是较为隐蔽、深层和中心的部分。

三、胜任力的类型

依照不同的标准，对胜任力有不同的分类，通常有以下七种类型。

1. 个体胜任力和组织胜任力

依据胜任力评价的对象，可将胜任力分为个体胜任力和组织胜任力。个体胜任力是指能显著区分高绩效者和一般绩效者的个体特征，与通常理解的胜任力内涵一致。组织胜任力是指某个机构具有的市场适应、产品开发、技术独特性等方面的特征和优势，有三个可辨别的成分：一是提供进入变化市场的潜能。二是对终端产品有意义的贡献。三是对竞争者来说很难模仿的竞争优势。

2. 工作胜任力、岗位胜任力和职务胜任力

依据个体在工作中的不同职位，可将胜任力分为工作胜任力、岗位胜任力和职务胜任力。工作胜任力是指个体满足特定工作任务的能力和特征，影响个体的工作绩效水平，通过它可以预测个体的工作绩效。岗位胜任力是指具有某种资格

或胜任某一岗位的条件，即拥有足够的技能、知识来履行特定任务或从事某一活动。职务胜任力是指某一行业工作者是否具备某一职务所要求的职务行为能力。

3. 硬性胜任力和软性胜任力

根据胜任力的变化情况，可将胜任力分为硬性胜任力和软性胜任力。前者指人们完成预期的工作标准，后者指个人的行为和属性。

4. 管理胜任力、人际胜任力和技术胜任力

根据工作中表现出来的各种胜任特征，可将胜任力分为管理胜任力、人际胜任力和技术胜任力。管理胜任力主要是指组织领导能力。人际胜任力指有效交流，积极建立人际关系的能力。技术胜任力指与某一特殊的专业活动相关的胜任力。

5. 通用胜任力、可迁移胜任力和专业胜任力

按组织所需的核心专业与技能，可将胜任力分为通用胜任力、可迁移胜任力和专业胜任力。通用胜任力是一个组织核心价值观、文化等的反映，为全体成员共有。可迁移胜任力指某些岗位的通用胜任力，如管理者胜任力、领导胜任力。专业胜任力指从事某一专业工作的胜任力。

6. 多元胜任力

Nordhaug（1998）从任务具体性、行业具体性和公司具体性三个维度对胜任力进行划分，提出了六个范畴的胜任力类型，即多元胜任力、组织内胜任力、行业通用胜任力、标准技术胜任力、行业技术胜任力和特殊技术胜任力。多元胜任力（metes competence）主要指人际技能和管理技能，组织内部胜任力（intra organization competence）主要关注行业的文化，行业通用胜任力（general industry competence）主要体现在高层管理人员身上，标准技术胜任力（stand technical competence）主要通过常规教育、职业教育和培训、学徒和企业内部人事培训等方式获得，行业技术胜任力（technical trade competence）主要通过职业教育获得和提高，特殊技术胜任力（idiosyncratic technical competence）可以通过正规学习、工作轮换、内部培训等发展得到。

7. 基准性胜任力、鉴别性胜任力和发展性胜任力

Spencer L. M和Spencer S. M在1993年将胜任力分为基准性胜任力和鉴别性胜任力。其中，较容易通过培训、教育来提升知识和技能是对任职者的基本要求，称为基准性胜任力。而在短期内较难改变和发展的特质、动机、自我概念、社会角色等高绩效者在职位上获得成功所必须具备的条件，统称为鉴别性胜任

力。我国学者陈万思在2007年提出了发展性胜任力的概念。发展性胜任力可以有效地把特定职位的高绩效者与更高层次职位的高绩效者区分开来，它在短期内通常难以改变和发展。

第二节　胜任力理论的发展过程

在20世纪70年代之前，关于胜任力的研究未获得引人注目的突出成果。直到1973年，美国哈佛大学教授McClelland发表的一篇题为《测验胜任力而不是测验智力》的文章中正式提出"胜任力"概念，并分析了传统的智力测验、性格测验和学术测验与工作绩效或生活中成功的关系，认为"胜任力"与成功之间的关系更为直接和可靠。随后，McClelland寻找新的研究方法预测人的绩效，以减少传统智力和能力测试的偏见和误差，首次将胜任力理论运用于外交官和情报官员的选拔，设计了一项人力资源评价技术——行为事件访谈法（behavior events interview，BEI），并取得了良好的效果。

一、概念提出阶段（20世纪初至70年代初）

Taylor（1911）通过"时间-动作研究"认识到优秀工人与较差工人在完成工作任务时的差异，建议管理者用"时间-动作"分析方法界定工人与完成工作任务有关的能力是由哪些成分构成的，同时采用系统培训和发展活动提高工人的工作能力，以提高组织效能。Barnard于1938年指出，担任管理职位的人应当具备职业道德准则、高度的承担责任的能力、作为一项道德因素的一般技术能力和特殊技术能力、为别人制定道德准则的能力。Flanagan于1954年提出"关键事件"方法，根据公司管理者的工作分析，认定7个管理者工作要素，即生产监督、生产领导、员工监督、人际协调、与员工的接触和交往、工作的组织计划与准备及劳资关系。

二、概念拓展阶段（20世纪70年代初至90年代初）

哈佛大学教授McClelland将胜任力表述为"与工作或工作绩效或生活中

其他重要成果直接相似或相联系的知识、技能、能力、特质或动机”。1973年，McClelland在《美国心理学家》杂志上发表文章《对胜任力胜于智力测试》（Testing for Competency Rather Than Intelligence），认为传统的智力和能力倾向测试无法准确预测人们在具体职业和岗位的工作能力，并且对少数民族和妇女是不公平的。人们主观上认为能够决定工作成绩的智力因素，在现实中并没有表现出预期的效果。研究强调要回归现实，从第一手材料入手，直接发掘那些能真正影响工作绩效的个人条件和行为特征，为提高组织效率和促进个人事业成功做出实质性的贡献。本项研究首次提出胜任力的概念，即“与获得优秀工作绩效有直接关系的知识、技能、能力、动机或者特质”，开启了胜任力理论和实践的广泛研究和应用。之后，胜任力研究的影响日渐延伸并扩展到各个行业，有关胜任力理论和模型的应用也越来越多。

在McClelland的研究基础上，各学者纷纷提出了自己对胜任力的理解，进一步拓展和丰富了该理论的研究内容。1978年，克莱姆（G. Klemp）的专著《职位胜任力测评》出版，对胜任力模型的发展起到了重要的推动作用。Evens和Eads（1979）认为，胜任力是学习者在预期成果表现的程度上所展现出的知识、技能、情意上的行为或判断力。1982年，理查德·鲍伊兹（Richard Boyatzis）对大量的资料进行了深入全面的实证研究和分析，总结出一些重要的成果。鲍伊兹随后出版了《胜任的经理人》一书，书中指出，要取得良好绩效，经理人需要具备目标和行动管理（包括关注影响、概念的使用、效率导向、始发性）、领导（包括概念化技能、自信、演讲）、人力资源管理（包括管理群体过程、使用社会权力）、指导下级技能（包括培养他人、自发性、使用单方面的权力）、持久性、适应性、特殊知识（经理及其特殊社会角色的特殊知识）和其他（包括客观知觉、自我控制）等方面的胜任力。1985年，斯滕伯格（R. J. Sternberg）的智力三元理论进一步发展了胜任力的概念，他提出的“实践智力”与“内隐知识”的概念为胜任力理论和实证研究提供了坚实的基础。Spencer（1993）指出，胜任力是和参照效标（合格绩效或优秀绩效）有因果关联的个体潜在的基本特质。基本特质是指个人人性中最深层与长久不变的部分，不仅与其工作所担任的职务有关，更可了解其预期或实际反应及影响行为与绩效的表现。

三、实证研究阶段（20世纪90年代中期以后）

20世纪90年代，胜任力概念被普莱荷莱（Prahalad）和荷默尔（Hamel）带入了新的层次，他们提出了组织分析的框架，把个体层次的胜任力概念置于“人-职位-组织”匹配的框架中。此后的20多年里，胜任力研究的重点转向如何将胜任力与人力资源管理结合，胜任力研究从此走上了与实践应用相结合的道路。

随着理论研究的不断深入，胜任力已不再只是用于识别员工的某种能力素质，转而更加注重如何通过构建一个完整的测评体系提升企业的未来竞争力。此阶段主要是通过构建相关的“胜任力模型”，再实现理论与生产实践的有机结合。1999年，Anntoinette与Lepsinger将胜任力模型描述为“一个能促进高绩效表现的知识、技术与个性的综合体”。当前，有关胜任力模型的研究主要集中在胜任力模型的类型及其在不同阶层中的运用方面。其焦点又集中于如何在已有的胜任力模型基础上，结合各组织的自身情况，通过对经典模型的修正，构建和运用适合本组织的胜任力模型。我国学者王重鸣和陈民科（2002）结合我国实际情况，也给出了胜任力的定义，认为胜任力的知识、技能、能力及价值观、个性、动机等特征，是实现高管理绩效的关键驱动因素。

第三节　胜任力研究进展

胜任力研究对象主要集中在人、组织、行业的动机、特性、个体自我形象或社会角色、技能和知识等方面，主要目的是预测或分析工作绩效的影响因素，提高产生卓越表现的概率，有效区分工作绩效优异或平庸的个人、组织、行业基本特征等。

一、胜任力的研究对象

从研究的对象来看，可将胜任力分为个体胜任力、组织胜任力和行业胜任力。

1. 个体胜任力

个体胜任力是指特定组织环境下对某些关键性岗位的胜任力。1990年，Prahalad和Hamel将个体层面的胜任力概念置于“人-职位-组织”匹配的框架，使其有益于培训与开发。组织层面的胜任力是指组织中常用的“核心胜任力”“优势胜任力”“决定性的胜任力”。核心胜任力是一种能力，是企业资产、人员与组织的有机结合，它还是一个系统，其组成要素是企业的技术胜任力和运作胜任力，是一种战略观，把竞争上升为企业整体实力的对抗。

2. 组织胜任力

组织胜任力研究的启蒙者是普拉汉拉德，他提出了团队核心胜任力，其目的是使组织在环境中有竞争力。Ulrich于1997年扩展了普拉汉拉德的组织胜任力，将个人与组织的胜任力联系起来进行研究。

3. 行业胜任力

行业胜任力是针对某一具体行业所要求的胜任力研究。例如，英国MCI公司（1985）通过对工业、公共事业和工业分支业的大小组织中的雇员和经理人进行广泛研究，识别出不同职业阶层应具备的绩效标准，后来发展到行业和专业的职业标准，从而有了英国著名的职业资格体系（national vocational qualification，NVQ）。美国技能标准委员会（1996）批准的全国义务技能标准系统的研究，也属于行业层面的胜任力研究。

二、胜任力研究思路

目前，对于不同类型的工作人员、不同行业的胜任力核心要素的研究是胜任力研究的重要内容，胜任力核心要素的研究方式主要有以下三种。

1. 采用理性主义方法获取胜任力要素

Armstrong（1991）、Cascio（1995）及Wayne和Ferris（1990）认为，现在胜任力概念的研究已不再依靠“时间-动作”分析方法，而是依靠工作分析，采用理性主义的科学方法分析胜任力。Sandberg（1994）采用三种手段进行分析：工作者定位法、工作定位法和多方法定位法。

在工作者定位法（worker oriented approach）中，胜任力主要被看成由工作者所拥有的属性构成。Vere认为，这些属性包括知识、技能、能力和有效工作的个人品质，前三种属性可简称为KSA（即knowledge、skill、ability），常用的工作者定位手段是工作元素方法。Boyatzis（1982）将工作胜任力描述为“一个人潜在的特性”，它可能是一种动机、特性、技能、一个人自我印象或社会角色的一些方面，或者是他所使用的知识体。他认为，由于工作胜任力是一种潜在的特性，可以说具有通用性，这种通用性可以出现在不同的工作活动中。按照Boyatzis所描述的方法，Spencer（1993）探讨了在200多种不同的工作中哪些胜任力是绩效优秀者正在使用的，结果发现，工作中的高绩效通常是一组具体的胜任力按照一种特殊方式相组合的产物。工作者定位法也受到了一些批评，因为它对胜任力的描述具有较强的普遍性和抽象性。Jacobs（1998）对Boyatzis的胜任力通用模型提出了疑问，他在英国500多个组织中采用Boyatzis的方法进行研究，发现不同的管理工作需要不同的胜任力。从这些研究中他得出结论，认为Boyatzis的方法对胜任力特征的描述具有普遍性和抽象性，进而限制了胜任力研究的发展。

在工作定位法中（work oriented approach），胜任力被看成一种具体的属性。工作者定位法提倡将工作者作为出发点，而工作定位法提倡将工作作为出发点。工作定位法首先识别活动，这些活动是完成具体工作的中心，然后将这些活动转化成个人属性。这样，工作定位法的倡导者就能对胜任特征的构成作出更具体和更详细的描述，也在很大程度上克服了对胜任力特征的描述过于抽象的问题。当然，工作定位法也受到一些批评，如Raven（1994）认为，一系列的工作活动并不能充分表明完成这些活动所需的属性。

多方法定位法（multi-method oriented approach）的提倡者认为，胜任力由一些具体的属性所构成，这种方法与前两种方法的区别在于，它采用更易于理解的方法分析胜任力。他们将工作者与工作两种定位方法相结合来回避可能受到的批评。

总的来讲，虽然理性主义的方法采用不同的方式界定胜任力，但他们都认为人类的胜任力是由一些具体属性构成的，而这些属性被用来完成具体的工作。优秀的工作者被认为拥有一些优良属性。进而言之，属性具有情景独立性，一个具体的属性（如沟通技能）被看成其本身具有固定的含义，这种情景独立性使其能够适应较大范围的工作。

2. 采用解释方法获取胜任力要素

解释方法（interpretative approach）以现象学为基础，认为人通过实践形成经验世界，使人与世界密不可分。按照他们的观点，胜任力不应被视为由工作者和工作两个分离的部分组成，相反，工作者和工作通过实践经历而形成一个整体。

Sandberg（2000）采用现象记录法（phenomenon graphy）作为“解释方法”研究胜任力。他以瑞典沃尔沃汽车公司引擎优化部门中的20名引擎优化师为访谈对象。访谈问题诸如：你认为优化工作是什么？你认为怎样才是一个胜任的优化师？还有一些更具体深入的问题。通过对访谈结果的分析发现：人最基本的胜任力不是一些具体的属性，人们的工作知识、技能和其他用于完成工作的属性都是建立在人们的工作概念基础上（也就是对工作的理解），并且工作概念优先于这些属性。也就是说，工作者基本的工作概念构成了人的胜任力，首先是工作者阐释工作的方式，进而产生、形成和组织他们的知识、技能，并由此而胜任他们所从事的工作。他的研究表明，一个工作者特殊的工作概念，决定了他将发展哪些胜任力，并将其应用于哪种工作中。他的研究结果强调了以下几点。

第一，属性并没有固定的含义，它是通过设想工作的具体方式而获得含义的。

第二，工作概念并不仅仅规定了属性的含义，而且还规定了完成工作的过程中需要哪些特殊属性。

第三，工作者的工作概念不仅导致了不同形式的胜任力，而且也使其在工作中具有等级性，胜任力的等级性是通过概念的综合性来体现的。

第四，胜任力发展的两种方式为：一是将目前的工作概念变成另一种不同的工作概念；二是发展和加深目前对工作的设想方式。

第五，从新手到专家的等级变化意味着从一种概念变为另一种概念。

“解释方法”对工作概念构成胜任力的理解，其意义在于：管理者开始在具体工作情景下界定和描述胜任力。出发点从属性转移到工作者的工作概念上。有助于设计和指导培训及发展活动。

在理性主义手段中，胜任力发展的主要目标是将重要属性，如知识和经验传输给那些并不拥有它们的工作者身上，并依据不同的属性，采用不同的方式，如课堂教学、在职培训和工作轮换等。而在“解释方法”中，胜任力的发展是通过改变工作概念，其最重要的指导原则是将工作者的工作概念作为出发点。当然，这种出发点并不意味着放弃课堂教学等，而是需要设计一种方式促进工作者改变他们的工作概念。

许多学者对“解释方法”的研究也提出了批评和未来的研究方向。

一是外部效度问题。Sandberg描述的引擎优化概念并不能推广到其他工作中。Barley（1996）和Benner（1982）等认为，胜任力具有情景依赖性，即便工作概念相同，可能表达的胜任力却是不同的。

二是关于资料收集的手段。Sandberg在研究中收集资料的主要方式是建立在观察基础上的访谈，然而在研究中采用录像的方式也许更有效。

三是关于概念中变异来源的问题。Sandberg在研究中按正规教育和工作经历的长短来确定变异来源。然而，这些来源和所界定的概念并没有明显的联系，其他来源，尤其是工作者获得工作经验的类型也许对此帮助更大。

四是关于工作者的工作概念。对发展胜任力的议题需要进一步应用到不同的管理活动中，如招聘、绩效评估、职业管理、报酬方式和改进绩效的动机策略等。这些活动能够促进或阻碍组织中需要发展和保持的胜任力。因此，需要保证管理活动促进工作者提高绩效。

3. 从情景具体性角度研究及获取胜任力要素

许多研究者将管理者的工作划分为各种关键性的技能，这些技能是获得高绩效所必须掌握的。Yuki（1989）将管理者工作划分为三类技能或胜任力：技术技能、人际技能和概念技能。

（1）技术技能（technical skills），包括方法、程序、使用工具和操纵设备的能力。

（2）人际技能（interpersonal skills），包括人类行为和人际过程、同情和社会敏感性、交流能力和合作能力。

（3）概念技能（conceptual skills），包括分析能力、创造力、解决问题的有效性，认识机遇和发现潜在问题的能力。

这三种类型将个体技能在处理事、人、观念及概念方面进行了区分。与此类似，Pavett和Lau（1983）曾提出概念技能、技术技能、人际技能和政治技能四种类型，前两个与Yuki的分类内容相同，人际技能涉及同他人一起工作、理解和激励的能力，政治技能则包括构建权利基础等。

McClelland提出胜任力概念后的30多年来，中西方学者从不同的角度给出了胜任力的定义。迄今，国内外学者对胜任力的阐释仍然不统一。

三、胜任力研究结果

1. 国外胜任力研究的主要成果

国外对于胜任力的研究以对管理者的胜任力研究为主，涉及领域、范围较广，研究成果丰富，并形成了一定标准化的研究成果使其运用于管理实践中。20世纪50年代以后，随着企业所有权与经营权的分离，职业经理人制度迅速发展，为帮助企业所有者判断经理人是否具备企业经营管理的胜任力，早期的研究者主要针对管理者和领导者开展胜任力模型研究，开发了大量的管理人员岗位胜任力模型。胜任力研究具有代表性的有以下七类。

（1）1973年，McClelland提出了管理人员胜任特征模型。他认为管理人员的胜任力模型由两部分构成，一部分是管理者自身的特征，如成就动机、主动性和创造性思维。另一部分是个体对其工作组织内的其他人的领导特征，如影响他人的能力、领导他人的能力。

（2）1982年，理查德·波亚提兹对来自12个组织、41种管理岗位的2000多名管理人员的胜任特征进行了研究，研究对象包括公共事业管理者和私营企业管理者。该研究提出了管理者的六大胜任特征群，包括目标与行动的管理、人力资源管理特征、领导力、指导他人的特征、知识技能、关注他人，以及19个子胜任特征。

（3）1990年，美国劳工部调查了年轻人获得成功所必需的技能，指出年轻人都希望从事制造、卫生、零售、饮食业和办公服务5个行业的工作。这项研究的结果为政府在学校和福利方面的改革提供了科学依据，促成了这项工作的成功。从1990年开始，美国进行了涉及更多行业和领域的胜任特征研究，目前该项目仍在进行中。1990年，由政府主导开始了聚焦于公共管理领域的领导胜任力研究，对2万个管理者、监管者和主管进行了研究，该项目的研究结果对联邦主管的培训和发展产生了很大的影响。

（4）Charles Handy研究了21世纪管理者的胜任力模型，提出管理者必须具备五项胜任特征：①知识与技术专长，这一胜任特征在众多的研究结果中都有体现。②跨功能与跨国工作的经验，该项胜任特征体现了21世纪全球化的特征。③合作的领导能力。④自我管理能力。⑤人格特征。

（5）Neville Bain和Bill Matey也研究了管理者胜任特征模型，包含了类似于知识技能的“专业素质”，除该项外还有三项胜任特征——管理质量、企业家素质和个人素质。

（6）Lyle Spencer和Side Spencer（1993）的通用胜任力模型，总结了20年来的胜任力研究成果，得出了5个通用的胜任力模型。专业技术人员、销售人员、社区服务人员、管理人员和企业家。每一个模型都包含有十几个胜任特征，其中管理人员的胜任特征包括知识技能、成就动机、合作精神和领导力等13项胜任特征。

（7）Alpha Assoc和Waterloo对管理者胜任力的研究，从培训的独特角度出发，研究了组织中的管理培训，总结管理培训的内容，得出了五项管理者的胜任特征，即概念技能与创造性、领导力、人际技能、行政管理技术、行政管理能力。

2. 国内胜任力研究的主要成果

我国学者对胜任力的研究是最近几年才兴起的，起步相对较晚。最开始源于为政府和大型国企选任经营者开发本土化的测评工具，而后研究对象逐渐扩展到民企高管、教育和医疗卫生行业人员。学者们对“competency”的翻译不尽相同，以王重鸣为代表的学者倾向于译为“胜任力”或“胜任能力”。而以时勘为代表的学者则将其译为“胜任特征”或“胜任素质”。从20世纪80年代开始，随着国外专家学者对胜任力研究的不断升温，我国学者也开始关注这方面的研究，有关胜任力的介绍和应用主要从心理学和人力资源管理两个方面进行。在研究方法方面，目前国内研究者主要采用探索性研究思路，在广泛进行问卷调查、访谈的基础上，通过因素分析，提炼出几大胜任力，并构建相关模型。

（1）香港管理开发中心（MDI）在20世纪90年代对本地区中层管理者的胜任特征进行了研究，邀请公共事业的高级经理、公有或私有部门的高级经理评价从文献综述和通过专家头脑风暴获得的30个中层管理人员胜任特征条目。基于对2000多名中层管理职位的进一步调查，MDI初步得出了一套胜任特征群，最后确定了11个管理胜任特征群，包括领导、沟通、团队建设、团队成员精神、结果导向、个人驱动、计划、效率、商业意识、决策和客户意识。

（2）2002年，时勘等开展的“企业高层管理者胜任特征模型的评价研究”项目获得了国家自然科学基金的资助，率先运用行为事件访谈法，以Spencer L.M和Spencer S.M（1993）提出的胜任力辞典为基础，在国内开展首个胜任力的实证研究，并构建了我国通信业高层管理者的胜任力模型，包括影响力、组织承诺

（社会责任感）、信息寻求（调研能力）、成就欲、团队领导力、人际洞察力、主动性、客户服务意识（市场开拓意识）、自信和识人用人能力10项胜任力。

（3）王重鸣和陈民科（2002）开展的“管理胜任力特质分析的研究”项目获得了国家自然科学基金的资助。项目基于职位分析和文献回顾，编制形成管理综合素质评价量表对企业中高层管理者进行调查，并运用因素分析和结构方程模型检验分析，构建了正、副总经理的胜任力模型。两个模型均由管理素质和管理技能两个维度的胜任力构成，共同的管理要素和技能分别为价值倾向、责任意识、权力取向，以及战略管理能力和激励指挥能力。正职总经理特有的管理要素和技能为诚信正直，以及协调监控能力和开拓创新能力，副职总经理特有的管理技能为经营监控能力。

（4）北京大学王垒等（2004）结合威斯曼的16个特征模型进一步研究，从中国的管理实践出发，由中国管理者自己挑选、评估反映中国管理特色的胜任特征，最终得出中国管理者胜任力模型由四个因子构成，分别是能力因子（睿智而有影响力）、社交性因子（人际技巧）、动机－个性因子（勤勉而有人格魅力）和情绪因子（淡漠、乐观）。

（5）2005年，卫生部人才交流服务中心启动卫生机构管理者岗位胜任力研究，标志着国内医务人员胜任力模型研究的开端。该研究以四类医疗卫生服务主体的领导者为研究对象，在编制卫生机构管理者岗位胜任力词典的基础上，通过行为事件访谈，分别构建了医院院长、疾病预防控制中心主任、社区卫生服务中心主任、乡镇卫生院院长四类胜任力模型，形成了一系列研究成果。研究成果构成了国内首个选拔、培训、考核卫生机构主要管理者的标准体系，国内专家一致认为对医疗机构人力资源管理现代化具有重要的理论价值和实际意义。此后，医院高层管理者胜任力模型成为研究热点，也开始涉及护士、临床医师等岗位。

（6）赵曙明和杜鹃（2007）归纳分析了企业管理者胜任力测评和模型构建的方法，并通过对不同行业和层次的管理者进行问卷调查，发现在管理岗位和层次、企业性质和规模等不同情形下，管理者的胜任力对其绩效的影响存在显著差异，因此构建了基于胜任力模型的人力资源管理体系，强调组织内部要根据员工类别和特点，构建多层次、多结构的胜任力模型。

第四节　胜任力发展趋势

对胜任力的相关研究已历时30多年，呈现百家争鸣、百花齐放的态势，胜任力研究的数量和质量明显提高，也体现出以下发展趋势。

一、推动胜任力研究注重实践应用

目前，胜任力识别的方法和模型建立的途径基本已在学界达成共识，根本的方法和逻辑思维论证已经完成，借助于管理咨询公司的推动越来越多的胜任力研究都是如何结合某一行业，或在某一特定企业进行胜任力建模，并在此基础上利用建好的模型与企业的整个人力资源管理体系进行绑定管理，尤其是在人员招聘选拔、促进绩效管理、人员培训和薪酬管理等具体环节，使胜任力模型在更大层面上、更深层次上服务于企业管理。

二、应用领域呈现广泛性和综合性

从现有的胜任力模型研究来看，相当数量的研究都体现在单一的行业、单一的部门管理者。胜任力模型没有对同一行业、同一部门中不同层次管理者建立系统的胜任力模型。同时也缺少胜任力模型的比较研究，如不同行业、相同部门管理者胜任力模型之间差异的跨行业比较，以及同一行业、部门不同层次管理者胜任力模型之间差异的跨层级比较。从单一性研究到系统性研究，跨部门和跨层级的比较研究无疑会增强胜任力研究的系统性，对实践的指导意义更强。

三、从个体层面的研究到组织层面的研究

对胜任特征的研究最初均是针对个体的研究，尤其是处于某一特定岗位的管理者。20世纪90年代以后，人们越来越注重从组织战略理论的角度，对组织的核心胜任特征进行研究，基于个体、群体和组织三个不同层级，胜任力的研究已经从第一级开始向上走，但组织层面的胜任力研究尚处于初级阶段，还存在一系

列问题。例如，理论研究多，实证研究少，研究中的组织多为公司、企业等营利性组织，而对非营利性组织较少涉足。

参考文献

[1] MCCLELLAND，DAVIDC. Testing for Competence Rather than for "Intelligence". American Psychologist，1973，28（1），1-14.

[2] 仲理峰，时勘. 家族企业高层管理者胜任特征模型 [J]. 心理学报，2004，36（1）：110-115.

[3] 时勘，王继承，李超平. 企业高层管理者胜任特征模型评价的研究 [J]. 心理学报，2002，34（3）：306-311.

[4] 王重鸣，陈民科. 管理胜任力特征分析：结构方程模型检验 [J]. 心理科学，2002，25（5）：513-516，637.

[5] 赵曙明，杜娟. 企业经营者胜任力及测评理论研究 [J]. 外国经济与管理，2007，29（1）：33-40.

[6] 赵曙明，杜娟. 基于胜任力模型的人力资源管理研究 [J]. 经济管理，2007，29（6）：16-22.

第二章　胜任力模型

胜任力模型（Competency Model）是胜任力指标和要求具体化、标准化的结果。本章重点介绍了冰山模型、洋葱模型等经典胜任力模型。胜任力模型的基本要素包括知识、技能、社会角色、自我概念、特质和动机等。胜任力模型的基本架构，表现为基于通用胜任力词典的知识、技能、素养三个维度。同时，介绍了中国总会计师、管理会计师、注册会计师、医师及护士等相关胜任力模型。总体上看，胜任力主要包括职业道德、专业技能、综合能力等方面。从胜任力模型构建的发展趋势看，胜任力模型呈现细化具体的趋势，针对某一专业形成分级分类的胜任力模型。基于岗位职责构建胜任力模型是基本原则。强化有效的胜任力评价方法探索也是推动胜任力模型应用于实践的重要着力点。

第一节　胜任力模型概述

胜任力模型是胜任力理论的重要组成部分，它是指担任某一特定的任务角色或工作岗位并取得高绩效所要具备的胜任力的总和。构建胜任力模型是识别和区分产生出色工作业绩的关键要素的方法和过程。多年来，国内外学者基于现实背景和真实案例，研究构建了许多针对不同行业和岗位的胜任力模型，并总结了一系列模型构建与测评方法，为组织构建和应用胜任力模型提供了指引和参考。作为一种通用工具和统一标准，胜任力模型不仅能够识别、测评相关人员的能力素质是否达到岗位职责要求，而且能够指导提升人员岗位胜任力的职业教育和培训课程体系的定制化开发，对于提高组织竞争力、推动高质量发展具有重要意义。自胜任力的概念提出后，探究某个岗位的绩效卓越者具备的胜任力要素、标准及方法，并在此基础上构建不同行业和岗位的胜任力模型，成为胜任力研究的主要发展方向。经过多年的发展，国内外学者研究形成了一系列胜任力模型，广泛推广、应用于组织人力资源管理领域。

一、胜任力模型的定义

胜任力模型是指担任某一特定的任务角色或工作岗位并取得高绩效所要具备的胜任力的总和，是根据某一个岗位的具体工作职责，针对优异业绩表现提炼总结的知识、技能、能力、动机或者特质等胜任力要素的组合。胜任力模型至少包括三方面内容：①胜任力的名称。②胜任力的定义，即界定岗位胜任力的关键性要素和要求。③反映胜任力的行为指标和等级标准。

胜任力模型随着胜任力内涵和种类的发展而不断丰富。早期的冰山模型和洋葱模型是公认的经典模型和理论模型，主要是对模型构成要素的分类分层和内涵进行界定。之后，许多研究学者、组织机构和行业协会在经典模型的基础上，针对不同职业、岗位、角色或职务，相应地开发了适用于组织和个体发展的胜任力模型，并逐渐演变发展成一种人力资源管理的决策工具和评价指南，推进了理论研究与实践应用的融合共进。

胜任力模型不是胜任力的简单堆砌，而是从岗位分析（Job Analysis）向界定人员需要何种能力以胜任工作的更深层次延伸。因而，胜任力模型不仅包含组织和管理者对特定岗位或角色的工作内容、职责权限及完成情况的期望，而且归纳、描述了与该岗位工作取得出色业绩相关的、能够有效观察测量且通过培养改善的一系列胜任力。在实践中，胜任力模型广泛应用于人员招聘、选拔、考评环节中的工作绩效预测，以及指导、开发针对人员提升胜任力的职业教育和培训体系。

二、胜任力模型发展过程

20世纪50年代以后，随着企业所有权与经营权的分离，职业经理人制度迅速发展起来。为帮助企业所有者判断经理人是否具备经营管理企业的胜任力，早期的研究者主要针对管理者和领导者开展胜任力模型研究，开发了大量的管理人员岗位胜任力模型。其中较有代表性的是McClelland（1998）、Boyatzis（1982）、Spencer L.M和Spencer S.M（1993）的研究工作。

20世纪70年代初期，美国国务院委托McClelland教授为甄选驻外联络官设计了一套能够有效预测实际工作绩效的人员选拔方法和标准，以改善使用传统的智力与能力测评方式选拔出的“优秀”人才，尽管在人格、智力、价值观等方面表现突出，但在实际工作中的表现却不尽如人意的问题。为了找到胜任驻外联络官职位的人员需要具备的能力和标准，McClelland从个人表现结果出发，开发运用了行为事件访谈法，试图挖掘能够影响工作绩效的个人条件和行为特征。他通过分析驻外联络官上级、同事和客户对他们的评价资料确定绩效标准，在此基础上将人员样本分为优秀绩效组和普通绩效组，再分别实施行为事件访谈，收集受访者对工作中最成功和最不成功三件事的详细叙述，进而对其中的关键行为进行内容分析、编码检验，最终对比、识别出能够区分两个样本组绩效差异的三个关键要素：跨文化的人际关系敏感性、对他人的积极期望，以及快速洞察、适应当地政治和人际关系网络。以上三个要素作为优秀驻外联络官的胜任力特征，组合起来便构成了驻外联络官的胜任力模型，该模型也是胜任力模型的初始原型。

1982年，Boyatzis以来自12个组织、41种管理岗位的2000多名公共事业和私营企业管理者为研究对象，在行为事件访谈的基础上，首次系统地运用实证分析和建模方法，归纳出能够区分不同行业、部门和岗位管理者工作绩效的19个通用胜任力，并开发了包含六类特征簇的管理者通用胜任力模型，分别是目标和行动管理、人力资源管理、领导、指导下属、知识技能、关注他人。

1993年，在总结McClellan教授及其创办的McBer公司20年来对岗位胜任力研究成果的基础上，Spencer L.M和Spencer S.M进一步对全球科技、教育、销售、人力资源服务及政府军队、医疗保健、宗教组织等行业与组织中的286个不同工作岗位进行系统研究，构建了专业技术人员、销售人员、社区服务人员、管理人员和企业家五个岗位的通用胜任力模型，并提出了构建胜任力模型的具体步骤，包括建立胜任力词典、开发胜任力模型、应用胜任力模型等，成为后来研究者构建胜任力模型的主要路线。

国外早期的胜任力模型研究不仅归纳了管理人员通用的胜任力指标，而且为开发组织中特定岗位的胜任力模型提供了操作指南，促进了胜任力理论与实践从个体绩效测评和胜任力识别，到组织绩效和竞争力管理领域的延伸拓展。

第二节 胜任力理论模型

冰山模型和洋葱模型作为经典的理论模型，对胜任力模型的基本要素按照不同的表现形式和层次关系进行了形象的分类与描述，成为构建胜任力模型的基础，一直沿用至今。

一、冰山模型

1973年，McClelland提出冰山模型（图2-1），将个体胜任力模型比喻为漂浮在水中的一座冰山，由浅入深包括知识、技能、社会角色、自我概念、特质和动机六类不同层次的基本要素，分别属于可见于“水面以上”的外显部分和深藏于“水面以下”的内隐部分。其中，“水面以上”的外显部分包括知识和技能，是个体外在表现的行为和能力，具有明显、突出并且容易被分辨和测量的特点。“水面以下”的内隐部分包括社会角色、自我概念、特质和动机，是个体内在潜能特征，具有不易测量、评价，更难以被挖掘与感知的特点。

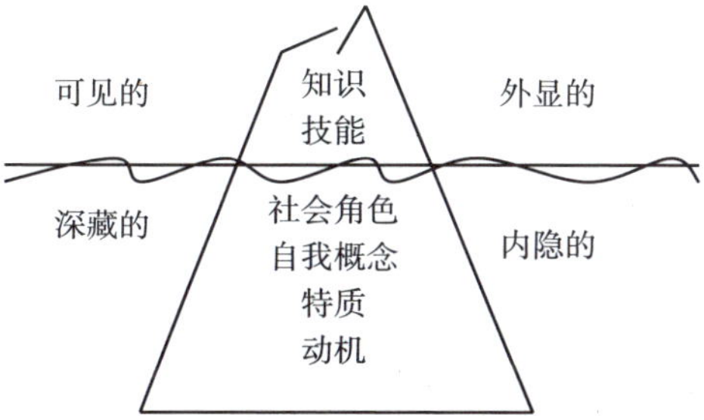

图2-1 冰山模型

1993年，Spencer L.M和Spencer S.M在*Competence at Work：Models for Superior Performance*一书中，将冰山模型的基本要素归纳为知识、技能、自我概念、特质和动机五类。他们认为，表层的知识和技能可以相对容易地通过培训获得和发展，属于基准性胜任力（threshold competency）。深层次的动机和特质在短期内通常难以改变和发展，是决定人们的行为及表现、区分绩效优异者与绩效普通者的关键因素，属于鉴别性胜任力（differentiating competency）。自我概念介于两者之间，其中态度和价值观一般能够通过训练、心理辅导和参与积极的实验活动改变，但需要花费更多的时间且难度更高。

因此，在冰山模型中，胜任力模型基本要素的分类与定义如下。①知识（Knowledge）：在特定领域所掌握的专业知识和信息。②技能（Skill）：完成特定体力和脑力任务的能力。③社会角色（Social role）：个体力图在他人面前表现出的形象。④自我概念（Self-concept characteristics）：个体的态度、价值观或综合表现出的自我形象。⑤特质（Traits）：个体的生理特征及对情境或信息相对一致连续的行为特征。⑥动机（Motives）：对某种事物持续渴望，并决定付诸行动的内驱力。

二、洋葱模型

洋葱模型在冰山模型的基础上演变而来。1982年，Boyatzis研究提出了洋葱模型（图2-2），认为个体胜任力由无意识层、意识层、行为层三种基本层次的要素构成，由内到外表现为层层包裹的结构。该模型沿用并拓展了冰山模型中的基

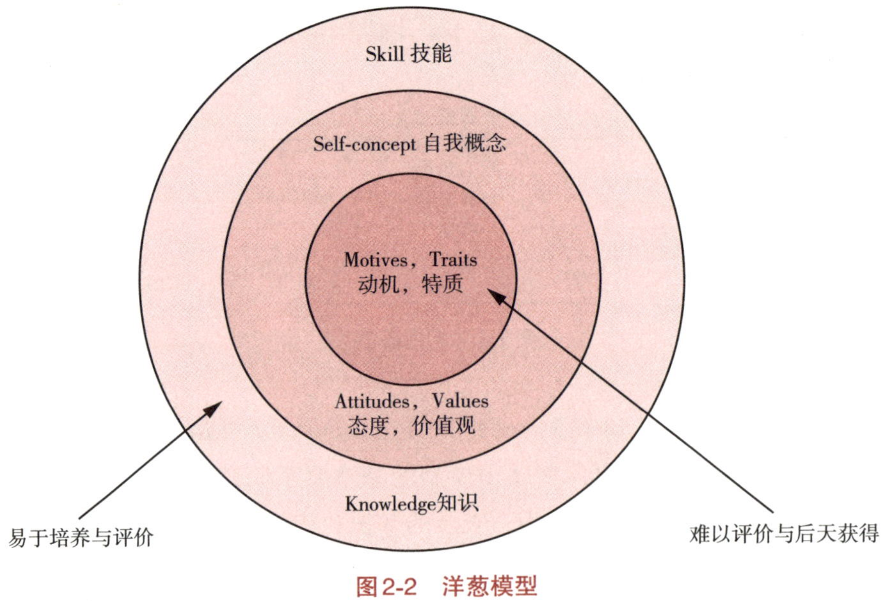

图2-2　洋葱模型

本要素，其中最核心层次的要素是动机和特质，属于个体无意识或没有清晰地意识到的内在力量。随之，从意识层到行为层，要素依次向外展开为自我概念、态度和价值观（或社会角色）、知识、技能。越向外层，越易于培养和评价。越向内层，越难以评价和获得。

冰山模型和洋葱模型的本质和内涵是一致的，它们将个体胜任力区分为外在和内在，并由浅入深、由内而外地归纳为由多种层次、因果关联的基本要素构成的胜任力模型，不仅包括表面可见的个体行为和能力等表象要素，而且包括表象背后的心理和性格特质等潜在要素。与冰山模型相比，洋葱模型进一步强调了潜在要素与表象要素的层次关系，即个体内在的动机、特质、态度和价值观对外在的行为、知识和技能产生影响，进而共同决定个体的绩效表现。

冰山模型和洋葱模型的重要意义在于，超越表象事件，挖掘影响个体绩效的深层次动机因素，不仅帮助研究者更好地理解个体行为现象与内在本质的关系，同时对胜任力模型基本要素的层次划分，为胜任力模型构建提供了一个遵循框架。两个经典模型提出后，后续研究大都参照其中基本要素的定义和分类，从不同的维度寻找胜任力指标和构建胜任力模型。

第三节 胜任力模型的基本架构

国内外学者大都围绕知识、技能、社会角色、自我概念、特质和动机等基本要素构建胜任力模型。

一、基本维度

在实践应用中，胜任力模型的基本架构一般分为知识、技能和素养三个维度。三者之间互为支撑、互为促进，形成“三位一体”的紧密关系。其中知识是技能的基础，只有将所学知识转化为实践技能，才能胜任工作任务和职业要求。素养是知识和技能得以在特定情境中解决问题的关键，是形成优异绩效的核心，也是促进知识技能持续更新的内在驱动力。在构建胜任力模型中，可以由外及里地从这三个维度，全面概括特定岗位的胜任力。

1. 知识维度

胜任岗位需要的知识主要包括相关和跨领域的专业知识、组织管理知识和信息技术知识等，不同岗位需要掌握的知识内容与熟悉程度不同。知识维度的胜任力指标遴选，根据岗位职责和所处级别，综合考虑知识类别和熟悉程度两个方面，主要采用文献分析法和专家评判法。

以公立医院卫生健康经济管理人员为例，新时代背景下公立医院院长、党委书记承担社会服务、医院管理的工作职责，分管经济管理工作的副院长、总会计师承担财务管理和管理咨询的工作职责，部门负责人和一般管理人员承担实际执行的工作职责。为实现工作职责，一般来说，高级别的管理人员需要具备法律法规、改革政策、战略管理、经营决策等高层次的管理知识，一般管理人员更强调专业知识，如会计、审计、税务等细分的专业知识。在实践中，一般通过查阅和总结相关政策规定、研究文献、岗位说明书或专业课程教学大纲等资料，确定不同岗位具体的知识类别。

同时，为更好地评价知识维度的胜任力，可将对知识的熟悉程度进一步细分为知晓、应用、精通，分别界定每种程度对应的知识水平要求。一般来说，知晓要求学习知识后具有描述和识别能力，应用要求能够运用知识完成简单工作流程，精通则是能够在不需要他人指导的情况下，运用知识提出有效方案，并完成全流程、复杂的工作。

2. 技能维度

胜任岗位所需要的技能主要包括专业技能、通用技能和管理技能等。专业技能聚焦于完成特定岗位工作必须掌握的技能，不同职业人员专业技能的要求和重点不同。通用技能和管理技能则是辅助岗位工作和完成管理任务必需的技能，常见的包括沟通协作、人际交往、团队协作、解决问题、软件操作、团队管理、激励管理、冲突管理、变革管理等。技能维度的胜任力指标遴选，要基于岗位分析，充分考虑专业、通用和管理技能之间的逻辑关系，把系统性和全面性有机结合，力求全面具体、有机统一，主要采用功能分析法和能力要素法。

功能分析法，又称产出法，是从工作结果倒推工作者在既定标准下完成工作任务和履行职责所需要的技能。功能分析法第一步是功能定义，即确定岗位要求、角色定位，再以此为基础分析该岗位对应的职责和扮演的角色，进行功能分类和整理，最终推出工作者的核心技能列表和业绩评价标准。与之相反，能力要素法，又称投入法，着眼于从工作者的投入角度细分岗位应具备的相关工作技能。

功能分析法在功能细分上十分详细，在胜任力模型构建过程中备受青睐，但它是从外在表现向内在推测的过程，可能产生主观、片面的或繁杂、不够精练的结果。能力要素法缺少与组织业绩标准结合的环节，单独使用该方法得出的结论可能与实际情况有误差，或者可能会遗漏关键要素。因此，功能分析法和能力要素法一般结合起来使用。

同样地，为了更好地评价技能维度的胜任力，可将技能的熟练程度进一步细分为基础、中级、高级、专家级，分别界定每种程度要达到的技能水平。一般来说，基础技能要求独立完成简单的工作；中级技能则要求独立完成一般的工作任务，并参与相关领域流程和政策的制定，同时对同事负有一定的、非正式的管理责任；高级技能进一步要求独立完成复杂的工作任务，主导相关领域的流程改进和政策制定，并对同事及其行为负有正式的管理责任；专家级技能主要针对最高管理层，要求熟练掌握战略性技能，对业务领域负有正式责任，为组织的创新发展提供指导。

3. 素养维度

胜任岗位所需要的素养包括忠诚、自信心、责任心、自我控制、适应性、灵活性、主动性等个人素养，以及成就驱动、组织意识、全局意识、竞争意识、敏锐度等职业素养。素养是冰山模型中藏于“水面”以下的部分，难以通过直接的表象观察获取，是胜任力模型构建的重点和难点。素养维度的胜任力指标遴选，一般建立在经典、通用胜任力词典的基础上，结合文献研究法、问卷调查法、专家评判法和行为事件访谈法等方法共同确定。

二、通用胜任力词典

20世纪90年代初，Spencer L.M和Spencer S.M归纳了一个适用于大多数职业的通用胜任力词典，包括成就与行动、帮助与服务、冲击与影响、管理、认知、个人效能6个特征簇、21项基本胜任力，指标及含义详见表2-1。通用胜任力词典旨在最大范围地呈现不同岗位需要具备的胜任力，当前仍作为建立特定岗位胜任力词典的重要参照和内容基础，广泛应用于构建不同岗位胜任力模型的过程中。然而，通用词典涉及内容广但不够精确，不能代替对特定工作岗位的具体研究。

表 2-1　Spencer L.M 和 Spencer S.M（1993）提出的胜任力词典

序号	项目	具体分类	胜任力指标及含义
1	成就与行动（achievement and action）	成就取向（achievement orientation，ACH）	把工作做好，设定标准挑战自我，追求卓越。这个标准可以是个人自己过去的表现、他人的表现、个人设定具有挑战性的目标，甚至成功地完成创新的结果
		关注秩序、质量和准确性（concern for order，quality and accuracy，CO）	重视秩序，表现为降低环境不确定性的潜在动机，监控和检查工作质量，建立和维持通信系统，确保准确性
		主动性（initiative，INT）	主动性的重点在执行和采取行动，即在没有外部要求的情况下，以超乎工作预期和原有需要层级的努力增加付出，来改善和增加效益，以及避免一些问题的产生，或创造一些新的机会
		信息搜集（information seeking，INFO）	出于强烈的好奇心和渴望，不满足于接收眼前现成的信息，花费时间和精力主动进行更多的信息收集
2	帮助与服务（helping and human service）	人际理解（interpersonal understanding，IU）	倾听并回应他人。听出他人的感受和含义，回应他人关心的事情，或是以助人的态度来表达对他人的关心
		客户服务导向（customer service orientation，CSO）	帮助或服务他人，满足他人需求。客户服务导向的焦点在于首先了解他人的需求，而不是对他人想法、感觉或行为的一般性了解，然后再进行帮助或服务他人
3	冲击与影响（the impact and influence cluster）	冲击与影响（impact and influence，IMP）	感化、说服、影响他人的意图，以获得他人的支持，或呈现对他人产生影响的渴望
		组织意识（organizational awareness，OA）	个体了解自己组织或其他组织（客户群）当中权力关系的能力，以及在更高层级上，该组织在更大圈子当中的地位。包括辨明谁是真正的决策者，哪些人具有能够影响他们的能力，以及预测新的消息或情况会如何影响该组织中的个体与群体，或该组织相对国内或国际市场、组织或政治的地位
		关系构建（relationship building，RB）	与工作相关的人群建立或维持友善、温暖的关系或网络，如在家里招待同事或客户，构建亲密的私人友谊，或利用私人友谊扩展业务网络

续　表

序号	项目	具体分类	胜任力指标及含义
4	管理（managerial）	培养他人（developing others，DEV）	给予他人长期、详细的指导和训练。安排适当有用的任务、正式训练或其他体验，促成他人学习和发展，包括让人们自己设法找出问题的答案，而不是直接给答案，授人以鱼不如授人以渔
		命令（directiveness，DIR）	表达出个人促使他人依照其希望行事的企图。利用指挥统御激发服从，如要求高标准完成、利用愤怒表现或威胁、监督工作绩效、解雇绩效不佳者等
		团队合作（teamwork and cooperation，TW）	采取行动增进团队工作氛围，对合作表现出正面的期待。对内化解冲突，鼓励并促成有利的冲突解决方案，对外保护并提升群体在外的声誉
		团队领导（team leadership，TL）	将自己定位为领导者，确保他人接受任务、目标、计划、趋势、语调、政策等。能提出令人折服的远见，或拥有真实的号召力，激发团队的热情
5	认知（cognitive）	分析性思维（analytical thinking，AT）	能做出较为复杂的计划或分析。系统地将多方面的问题或处理过程分解成小部分，组织、依序排列各个部分，依次解决
		概念性思维（conceptual thinking，CT）	能够为复杂的议题创造新的概念，为复杂的问题、情况或机会设计出有用的解释，从而形成一个假设情况的多重概念、推测或解释，或者从不相干的领域当中找出复杂资料内的有用关系
		技术/专业/管理专长（technical，professional，managerial expertise，EXP）	能提供高度先进或专门化的专业或管理服务，包括统筹需要很长时间的训练（如攻读相关专业的硕士研究生、博士研究生），或者具备在专业技术领域的实际工作经验（如部门主管、外科医生、总经理等），或者工作成果被视为组织内一个技术或专业领域的权威，具有专门知识或技术的领导地位（如资深科学家、单位负责人等），更有甚者具备超群的权威，在异常复杂的专业或科学领域当中，作为国内或国际公认的权威（如首席科学家等）

续 表

序号	项目	具体分类	胜任力指标及含义
6	个人效能（personal effectiveness）	自我控制（self-control，SCT）	在遭受诱惑、阻力、敌意、压力时，保持冷静、抑制负面情绪及行动的能力，要求在压力较大的情况下让他人冷静，并能控制自己的情绪。自我控制最常见于等级较低的管理工作，以及某些高压力的个人工作或者职务上。杰出的高阶主管比较少提到自我控制，或许是因为到达高的职务后，已经可以将自我控制加以内化，所以将其视为理所当然的反应
		自信（self-confidence，SCF）	自愿接受挑战，在挑战中清楚表达自己的立场，以行动来证明自信心；或者对于具有挑战性的任务感到兴奋，愿意承担额外的责任，以技巧或礼貌的方式表达与主管或客户不同的意见；与主管有冲突时，以清楚、自信的方式表达自己的立场
		灵活性（flexibility，FLX）	也称为“弹性”，能依照情况灵活调整自己的策略、目标和计划，能在自己或客户公司里进行较大规模或长期的调整，以应对现实情况
		组织承诺（organizational commitment，OC）	做个人或专业上的牺牲。将组织需要置于个人需求之上，能为组织长远的福祉牺牲个人短期利益，如在自己的部门内愿意减低成本或裁员、承担更多的任务等，或要求他人也做牺牲以符合组织的需求
7	其他个人特征及胜任力（other personal characteristics and competencies）		职业偏好（occupational preference），准确的自我评估能力（accurate self-assessment），写作技能（writing skills），视野和愿景（visioning），向上沟通能力（upward communication）等

第四节 胜任力实践应用模型

在胜任力模型研究过程中，国内外研究学者将胜任力理论与组织人力资源管理相结合，构建了针对不同行业、组织和岗位人员的胜任力模型。

一、医师胜任力模型

1959年，美国医学考试委员会与国家研究院（american institute of research）和时任主席Flanagan合作，开展了为期2年的研究，使用关键事件技术（the critical incident technique，CIT）界定临床胜任力（clinical competence），进而设计满足评价目的、有效性（信度）和可靠性（信度）要求的测验技术。这项研究大大推进了临床胜任力考试技术的改革，当时界定的临床胜任力主要是通过专业活动及目标表达的，涉及的专业活动领域和亚领域详见表2-2。

表2-2 运用CIT技术界定的医师胜任力（20世纪60年代）

序号	领域	亚领域
1	病史	从患者处获得信息，从其他来源获得信息，运用判断力
2	查体	系统查体，观察到出现的体征，使用适当的技术
3	检验与程序性操作	适当运用检验和程序，根据需要修正方法，说明检验结果
4	诊断的正确性	识别病因，全面掌握各种情况，做出合理的鉴别诊断
5	治疗	制定适当的治疗方案，紧急处理决策，判断治疗适当性
6	诊疗中的判断和技能	做好必要的准备，方法程序正确，执行规程，采用特殊操作程序
7	持续诊疗	随访患者的进展，恰当调整治疗措施，安排有效的随访治疗
8	医患关系	建立良好医患关系，消除紧张情绪，改善患者合作
9	作为医师的责任	对患者福祉、对医院、对社区健康、对医学专业的责任

Norman（1985）对以往医师胜任力界定方法作了系统的回顾，指出医师胜任力的两大来源：一类是诊断学等专业书籍相关章节中描述的基本技能；另一类是专业组织委托一组专家通过讨论获得的一致意见，通常是一种分类性结构并由专业组织公布的，例如，美国医学专科委员会（American Board of Medical Specialties，ABMS）在1979年建议的概念框架，包括医师任务、临床情境或学科内容、必需的能力（如知识、问题解决能力、态度等）。在文献回顾的基础上，Norman提出临床胜任力分类框架，在相当一段时间内被广泛采用，详见表2-3。

表 2-3　Norman 提出的临床胜任力分类框架（1985 年）

序号	临床接诊所需能力	内容
1	临床技能	通过与患者交谈和查体获得临床信息，解释这些信息的要点
2	知识和理解	记住临床相关知识以提供有效的和有效率的患者照护
3	人际关系品质	表现出在与患者互动过程中医师应有的个人和专业特点
4	问题解决和临床判断	应用相关知识、临床技能和人际关系品质对特定患者诊治与管理
5	技术性技能	使用特殊程序和步骤诊治与管理患者

Epstein 和 Hundert（2002）通过回顾医学专业领域对医师胜任力长时期的研究与探索的结果，从构成、功能、基础和心理属性等方面比较全面地归纳概括了7个维度的33个医师专业胜任力（表2-4），并列举了胜任力的理论维度和医师临床任务清单。这一界定得到了医学专业领域的广泛认同。

表 2-4　Epestein 和 Hundert 概括的医师胜任力构想模型（2002 年）

序号	维度	胜任力指标
1	认知（cognitive）	核心知识，基本沟通技能，信息管理，应用知识到真实情境，使用内隐知识和个人经验，抽象问题解决，自我引导地获取新知识，认识到知识的差距，提出/产生问题，使用资源，从经验中学习
2	技术（technical）	查体技能，外科/程序性技能
3	整合（integrative）	将科学、临床和人文判断组合，恰当地使用临床推理策略（假说-演绎、模式识别、详细阐述的知识），跨学科地将基础和临床知识联系，管理不确定的问题
4	语境（context）	临床场景，时间的使用
5	关系（relationship）	沟通技能，处理矛盾，团队工作，指导患者、学生等
6	情感/道德（affective/moral）	不确定性与焦虑的容忍，情感智力，对患者的尊重，对患者和社会的响应度，爱心与关心他人
7	心理习惯（habit of mind）	观察自身的思考、情感和技术，专注，评判性好奇心，对认知和情感偏差的识别和反应，愿意公布和纠正错误

20世纪90年代以后，胜任力逐渐融入组织人力资源管理领域。组织如何培养能够提高组织绩效的个体胜任力，以及如何建立能够提升竞争力的人力资源评价与发展体系，成为胜任力研究的主要方向。这类研究一般通过运用实证方法构

建岗位胜任力模型，实现胜任力理论与人力资源管理实践的有机结合。其中，毕业后医学教育是医师获取临床胜任力和患者得到有效救治的重要基础，为更好地满足社会健康需求，许多卫生组织开始基于胜任力理论研究构建医师毕业后教育的培养与考核体系。

1993年，加拿大皇家内科和外科医师学会（The Royal College of Physicians and Surgeons in Canada，RCPSC）启动CanMEDS医师能力框架的研究。经过十余年的研究，多轮专家咨询、实证分析和系统运用，于2005年形成了较为完善的CanMEDS医师能力框架。该框架定义了住院医师和专科医师在医疗实践中必备的胜任力，并从每项胜任力中提取一个能力关键词，再从关键词中提炼得到医师应承担的7个胜任角色，包括医学专家（medical expert）、沟通者（communicator）、合作者（collaborator）、管理者（manager）、健康促进者（health advocator）、研究者（scholar）、专业人士（professional），其中医学专家是核心角色。各胜任角色的具体描述和关键能力详见表2-5。CanMEDS医师能力框架为医学教育和实践提供了全面的基础，目前在全球范围内被广泛认可和应用。为了帮助医师适应医疗卫生环境和患者需求的动态变化，CanMEDS医师能力框架于2015年再次更新，新增了患者安全等胜任力要求，并以更加通用简约的语言形式对医师胜任力和角色进行重新阐述，其中包含90项胜任力，对应165个能力关键词。

表2-5　CanMEDS定义的医师基本角色和关键胜任力（2015年）

序号	胜任角色	角色描述	关键能力
1	医学专家	运用医学知识、临床技能和专业价值观，通过收集和解释信息、做出临床决策并进行诊断和治疗干预，在明确的实践范围内，以最佳实践和研究证据为依据，提供高质量、安全、以患者为中心的医疗服务	（1）在明确的实践和专业知识范围内行医 （2）实施以患者为中心的临床评估并建立管理计划 （3）规划并执行用于评估和管理目的的程序和治疗 （4）制订持续的治疗计划，并在适当时具备沟通和咨询服务的能力 （5）作为个体和医疗团队成员，积极为持续提高医疗质量和患者安全做出贡献

续　表

序号	胜任角色	角色描述	关键能力
2	沟通者	通过发现提示疾病的症状，以及听取患者的既往病史，能够实现以患者为中心的治疗交流	（1）与患者及其家属建立专业治疗关系 （2）有效地倾听以获得并综合患者及其家属的有关信息或病史 （3）与患者及其家属、医疗小组人员讨论适当的信息 （4）让患者及其家属参与到制定能够反映患者医疗服务需求和目标的计划中 （5）以帮助实现临床决策、患者安全、保密性和隐私的最大化为目的，存档并共享有关医疗情况的书面和电子信息
3	合作者	与其他医疗专业人员有效合作，提供安全、高质量、以患者为中心的医疗服务	（1）与其他医生和健康服务人员有效地进行商讨 （2）有效地促进跨专业的团队活动，增进理解、处理分歧、解决冲突 （3）将患者转交给其他医疗保健专业人员，以保证医疗服务的连续性
4	管理者	在医疗保健系统内表现出协作、领导和管理能力，在提供高水平的医疗服务中承担医师、管理者、学者和教师的角色	（1）利用资源有效地平衡健康服务、学习需求和外交活动的矛盾，为团队、组织和系统的医疗保健服务改善做出贡献 （2）合理地分配有限的卫生资源 （3）在卫生组织高效率地工作 （4）在专业实践中管理职业规划、财务和人力资源，并展现出领导能力
5	健康促进者	在与社区和患者群体合作改善健康时贡献专业知识和影响力	（1）回应患者的健康需求，识别影响患者的重要健康决定 （2）结合疾病预防、健康促进和健康监测开展互动，有效地提高患者和社区的健康状态 （3）辨别并积极响应值得拥护的建议，以负责任的态度与社区和人群一起倡导系统层面的改变
6	研究者	通过不断学习、指导他人、评估证据和为学术做出贡献，在实践中表现出对卓越实践的终生承诺	（1）发展、实施和管理个人的持续学习策略，不断提高专业水平 （2）帮助患者及其家属、学生和其他健康服务人员学习 （3）批判性地接受各种医学信息资源，创作、宣传适用的知识和做法 （4）将最佳可用证据融入实践，促进新知识发展

续 表

序号	胜任角色	角色描述	关键能力
7	专业人士	致力通过伦理道德实践、高标准的个人行为、对专业和社会负责、医生主导的监管，以及维护个人健康，来守护个体和社会的健康福祉	（1）提供整体的、诚实的、人文的、高质量的健康服务，展现对应用最佳实践并遵守高道德标准来帮助患者的承诺 （2）认识和响应社会对医疗服务期望的承诺，展现对患者安全和质量改进的承诺 （3）执行符合伦理的、与医生职责和义务相一致的医疗实践活动，展现出恰当的个人和人际间的职业行为 （4）表现对生命健康福祉、持续专业发展，以及促进最佳医疗服务的承诺

2000年，美国毕业后医学教育认证委员会（Accreditation Council for Graduate Medical Education，ACGME）组织开展以结果为导向的医学教育项目（Outcome-based Project）。研究者基于文献分析，首先总结了具体医学领域的能力要求，然后综合运用专家咨询法、问卷调查法和结构性访谈法，筛选提出住院医师须具备的六大核心能力，包括患者照护、医学知识、职业精神、人际沟通、基于实践的学习和改进、基于系统的实践。ACGME六大核心能力从核心胜任力的视角，提出了美国医师胜任力培养考核的理念和标准，并且美国在2002年以后要求所有参培医师都要通过六大核心能力的评估认证。

CanMEDS医师能力框架和ACGME六大核心能力引领了“以患者为中心，基于胜任力与结果导向”的新一代医学教育改革。此后，基于胜任力模型的医师培养模式取代了以知识和问题为基础的模式，成为全球医学人才教育培养的主流模式。

在ACGME六大核心能力的基础上，美国医学院协会（Association of American Medical Colleges，AAMC）的研究学者进一步比较、整合了全球与继续医学教育、医学和卫生保健专业相关的153个医师胜任力研究，归纳总结了适用于所有类别医师的8个领域、58项通用胜任力（表2-6），为后续医师胜任力模型构建研究提供了重要参考。

表2-6　AAMC总结的医师通用胜任力（2013年）

序号	领域	胜任力含义
1	患者照护（patient care）	以治疗健康问题和促进健康为目的，提供以患者为中心、适当有效、有温度的照护
2	学以致用（knowledge for practice）	掌握并不断更新生物医学、临床、流行病学和社会行为科学知识，并将这些知识应用于患者照护
3	基于实践的学习和改进（practice-based learning and improvement）	有能力调查和评估自己对患者的照护，评估和理解科学证据，并在不断的自我评估和终身学习的基础上不断改进对患者的照护
4	人际与沟通技巧（interpersonal and communication skills）	具备与患者及其家属、医务人员进行有效的信息交流与合作的人际与沟通技巧
5	职业素养（professionalism）	对履行职业责任和遵守道德准则的承诺
6	系统实践（systems-based practice）	具备医疗大环境和系统的意识和应对能力，能够有效地调用系统中的其他资源以提供最佳的卫生保健服务
7	跨专业协作（inter-professional collaboration）	具备与跨专业团队合作的能力，能够以患者和人群为中心，提供最安全有效的照护
8	个人与职业发展（personal and professional development）	具备支撑个人与职业发展所需的品质

2012年，在当时我国临床医师岗位胜任力模型尚未建成的背景下，为了适应新时代医学教育改革要求，建立与国际医学教育标准接轨的医学人才胜任力培养模式，国家医学考试中心与教育部高等教育司联合开展了中国临床医师岗位胜任力模型构建与培养模式改革研究。研究由中国医科大学孙宝志教授主持，通过行为事件访谈并在全国范围内开展问卷调查和专家咨询，于2013年初步构建了我国本土临床医生岗位胜任力模型（图2-3），并发展成为我国临床医生岗位胜任力通用标准，成为“5＋3”医学教育人才培养、临床医生执业准入标准和住院医师规范化培训制度的重要依据。

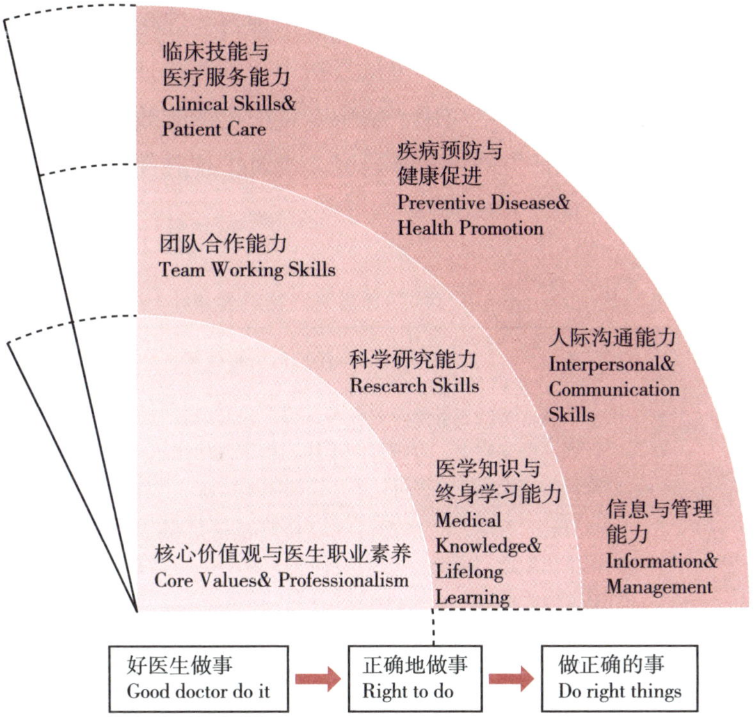

图2-3　中国临床医生岗位胜任力模型

临床医生岗位胜任力模型围绕"好医生做事""正确地做事""做正确的事"三个层次的胜任力总体要求，归纳总结了临床医生岗位胜任力的核心价值观与医生职业素养、团队合作能力、科学研究能力、医学知识与终身学习能力、临床技能与医疗服务能力、疾病预防与健康促进、人际沟通能力、信息与管理能力8大核心胜任力及65项二级胜任力，每项胜任力分为改进、合格和发展三个能力等级。该模型以3年住院医师培训结果为研究目标，同时也适应其他层次医师胜任力基本要求。

二、护士胜任力模型

1978年，Schwirian通过回顾1965—1975年护理绩效预测相关研究，筛选出76项与优秀绩效相关的护理行为，在此基础上分别对914位护理专业毕业生和587位导师进行问卷调查，结合运用因子分析法，开发了护理行为六维度量表（six-dimension Scale），由领导能力、急救护理、指导与合作、计划与评价、人际关系与沟通、专业发展能力6个维度的52种护理行为评估项目组成。作为护理绩效评估的有效技术工具，六维度量表从最初用于预测护理专业学生毕业后在实际工作中的表现，到后来被借鉴应用于临床专科护士的绩效预测，促进了不同类型护理人员绩效预测和胜任力的进一步研究。当时护理胜任力主要通过护理行为表达，评估项目内容详见表2-7。

表2-7 Schwirian开发的护理行为六维度量表（1978年）

序号	维度	护理行为评估项目
1	领导能力	对下属取得的成就给予表扬和认可；在对患者照护优先级、团队资源能力进行评估的基础上，合理分配工作；指导其他团队成员制订护理计划；对下属提供的护理服务承担责任；对下属的建议保持开放态度并适当采用
2	急救护理	执行技术程序，使用工具，给予临终患者及其家属情感上的支持，在紧急情况下采取适当措施，识别并满足临终患者的情感需求，在紧急情况下冷静且称职地工作
3	指导与合作	让患者的家属了解患者的需要；教授患者及其家属预防措施；识别和利用社区资源为患者制订护理计划；调整教学方法和材料以适应特定受众的理解；开发创新的患者教学方法和材料；使用教具和资源材料对患者及其家属进行指导；鼓励家属参与照顾患者；在为患者制订护理计划时，识别和利用医疗机构的资源；以书面形式向患者及其家属传达事实、想法和专业意见；制订患者需要及家庭需要结合的计划
4	计划与评价	协调护理计划和医疗计划，在护理计划中识别并评估患者病情的预期变化，评估护理效果，为患者制订护理计划，与他人一起进行护理计划和评估，在护理计划中识别并评估患者的迫切需求，助成护理计划的实现
5	人际关系与沟通	沟通与护理有关的患者决定和意愿；与每个患者沟通病情及方案，并考虑其经济情况；帮助患者与他人交流；与其他团队成员口头沟通事实、想法和感受；保护患者隐私权；在团队成员之间营造一种相互信任、接纳和尊重的氛围；帮助患者满足情感需求；利用机会耐心地指导患者
6	专业发展能力	利用学习机会促进个人和职业发展，主动性，承担自己部门的责任，在能力范围内承担新的责任，保持高标准的工作表现，自信；积极的态度，掌握护理法律规定和伦理知识，接受并采纳建设性批评

国际护士理事会（International Council of Nurses，ICN）将护士核心能力界定为“护士在临床实践中有效运用知识、技能、判断的能力”，并明确了护士的主要职责：自主或协作参与普遍性的护理实践、开展护理管理和健康教育、促进护理研究、监督和培训助手、参与卫生政策制定等。2003年，ICN通过对全球文

献的回顾和各国专家的调研，首次提出了通科护士核心能力框架，包含专业、伦理和法律，提供护理服务与管理，专业可持续发展3个板块的9项核心能力，具体指标及能力含义见表2-8。该框架是具有全球影响力的护士胜任力模型，后来被许多国家的研究者运用于构建本土化的护士胜任力模型。

表2-8 ICN提出的通科护士核心能力框架（2003年）

序号	能力板块	核心能力	核心能力的含义
1	专业、伦理和法律	责任心	具有责任心并能做出专业判断；认识自身能力的局限性；必要时寻求上级或同事的帮助
		伦理实践	遵守护士伦理准则；坚守信念和价值观；尊重患者的知情权、隐私权、选择权；尊重患者的价值观、习惯、信仰；提供跨文化护理服务；识别危险因素并及时采取行动；有效参与伦理决策
		法律实践	遵守相关法律法规及程序指南；识别违规现象
2	提供护理服务与管理	基本护理准则	理解并应用护理知识技术、批判性思维和解决问题技能；做出可靠的临床判断决策，并以有效研究为依据开展临床实践；准确诠释护理实践中的主观和客观资料，有效传达信息；根据轻重缓急安排工作优先级；参与创新改革活动；理解危机应急方案
		护理服务	应用知识技术促进治疗、预防、康复、教学等健康活动，执行护理计划、记录、分析和解释等程序，有效应对非预期的情形，与患者有效地沟通并建立治疗关系
		护理管理	识别医疗安全风险，执行感染控制制度，通过质量保证和风险管理营造和保持安全的环境；与医疗团队其他专业人员建立和保持建设性的关系；根据人员能力和工作性质进行任务授权，并应用支持性策略履行监督职能
3	专业可持续发展	专业发展	保持专业的形象和特质；表现较好的领导才能；重视对改善护理质量的研究，促进护理专业发展；寻求参与制定健康政策和计划的机会
		质量改进	根据有效证据评估护理实践的质量，参与质量改善活动
		继续教育	保持专业的终身学习；时常进行自我评估，并积极采取行动达到继续教育的要求；行使有效的辅导职能，与团队共同学习进步

2006年，刘明等在ICN通科护士核心能力框架的基础上，结合我国护理标准和护士岗位要求，通过文献综述、工具开发、专家评估、现场测评与实证检验分析等研究步骤，建立了一套针对注册护士的胜任力测评工具（competency inventory for registered nurses，CIRN），并首次构建了我国注册护士的胜任力模

型，包含7个维度的59项胜任力，详见表2-9。该模型为后来学者构建不同领域注册护士胜任力模型提供了一个客观工具。

表2-9 刘明等构建的注册护士胜任力模型（2006年）

序号	胜任力维度	胜任力指标
1	批判性思维与研究能力（critical thinking and research aptitude）	运用科学知识原则做决策；识别临床情境中的风险优先级；做出同时反映对事实理解和判断的决策；找出不止一种解决临床问题的方案；整合多个来源的相关数据；利用经验和知识储备来检验自己和他人提出的设想；将相关研究成果纳入护理实践；协助临床研究数据收集；准确、全面地分析数据；使用多种方式搜集信息
2	临床护理（clinical care）	基于主要和辅助数据库为特定患者制订护理计划；利用技术进步来改善护理和医疗保健；检测并记录患者病情的重要变化；评估患者身体、心灵、精神方面的健康情况；提供文化敏感性的护理服务；根据护理计划提供精确、全面和有效的护理；给予家属情感支持；识别患者的直接需求并纳入护理计划；让患者和家属参与到护理计划与实施中；评估护理干预效果
3	领导力（leadership）	根据个人能力情况分配护理职责；重要事项执行前获得团队批准；采取行动营造团队合作的工作氛围；认可他人的贡献和成就；成为将新概念、新技术融入临床实践的变革推动者；促进合作、信任并公开交流想法；协调护士和所有相关人员之间的关系；接受并使用建设性的批评和意见；以积极的方式解决冲突；识别并了解他人的优势和劣势
4	人际关系（interpersonal relationships，IPR）	与他人合作开展医疗服务以满足患者需求；根据他人的行动调整自己的行动；以建设性的方式表达不同意见；与团队成员口头交流事实、想法和感受；通过信守诺言建立信任；尊重个人或群体在信仰和文化实践方面的差异；在需要时分担任务的意愿；以清晰、有条理的方式书面表达事实和想法
5	法律实践（legal/ethical practice）	根据法律要求和组织政策开展护理实践；向负责人报告所有发现的医疗事故；在法律规定的范围内要求行使护理职责；对自己的行为负责；成为患者或群体权利的倡导者；尊重患者或客户的隐私权；保证在护理实践中获取的书面和口头信息的保密性和安全性；尊重患者或客户在护理和保健方面的自主选择权
6	职业发展（professional-development）	了解职业组织的作用并积极参与其中；自我驱动发展；利用学习机会实现个人和职业的持续成长；识别自己的学习需求；表现出对个人局限性和优势的认识；了解医疗保健系统的最新信息
7	教授与训练（teaching-coaching）	识别患者、家属和初级护士的学习需求；指导初级护士完成工作任务和个人发展的需求；以导师的角色帮助新护士适应新的工作环境；为新护士制订适当的入职培训计划；抓住机会进行耐心教学；为护士或其他人员提供咨询；制定明确的教学策略来指导患者和家属

三、财经人员胜任力模型

目前，许多国际和国内协会组织对会计和审计岗位的职责和胜任力进行了调研和分析，分别提出了职业能力框架和胜任力模型，旨在帮助财经人员及其雇主了解、评估岗位知识经验需求和支持职业持续发展的能力。

2019年，美国管理会计师协会（The Institute of Management Accountants，IMA）提出IMA管理会计能力素质框架（图2-4），该框架由战略、规划和绩效，报告和控制，技术和分析，商业敏锐度和运营，领导力，职业道德和价值观6个能力领域、33项具体能力构成。

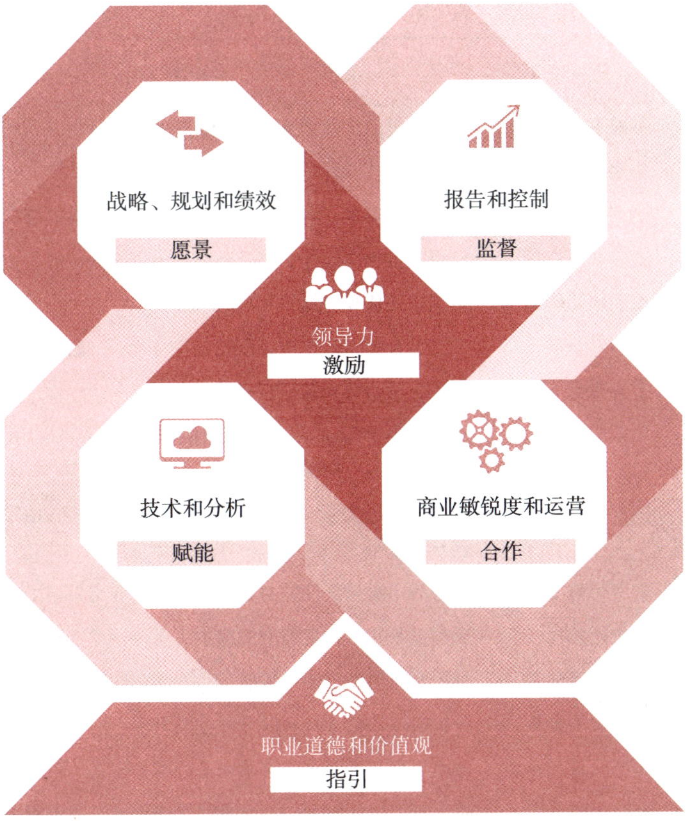

图2-4 IMA管理会计能力素质框架

在IMA管理会计能力素质框架中，战略、规划和绩效能力领域指预见未来、领导策略计划进程、引导决策和管理风险及监控业绩的相关能力，包括8项具体能力；报告和控制能力领域指按照相关标准及制度，衡量并报告组织业绩的相关能力，包括7项具体能力；技术和分析能力领域指管理技术和分析数据，以促进组织成功的能力，包括4项具体能力；商业敏锐度和运营能力领域指作为跨部门商业合作伙伴，对公司运营实行变革的能力，包括4项具体能力；领导力能力领域指与其他部门合作，鼓励团队实现组织目标的能力，包括7项具体能力；职业道德和价值观能力领域指具备可持续性商业模式中所必需的职业道德和价值观、道德行为及遵纪守法，包括3项具体能力。各能力领域的具体能力及含义详见表2-10。

表2-10　IMA管理会计能力素质框架的具体能力和含义

序号	能力领域	具体能力	含义
1	战略、规划和绩效	战略和战术规划	评估关键的商业因素，制定战略和运营计划并执行驱动价值增长
		决策分析	运用分析技能评估决策方案，并提出建议
		战略成本管理	确定成本要素，进行成本建模以加强组织决策制定
		资本投资决策	运用定量和定性方法，分析长期投资策略，并提出建议
		企业风险管理	识别、评估和降低组织内的风险
		预算和预测	规划财务和运营资源，以制定符合组织战略目标的财务计划
		公司理财	管理公司的短期和长期融资需求
		绩效管理	设计绩效管理体系，评估战略和战术措施的成功，并在适当的情况下建议纠正措施
2	报告和控制	内部控制	为确保数据安全、保护组织资产及符合法律和报告标准，执行流程与程序
		财务记账	充分利用财务会计能力记账及分析财务交易和资产负债表
		成本核算	通过编制和分析组织中的成本，支持管理决策
		财务报表编制	利用所需的财务会计技能，为内部和外部股东编制财务报表
		财务报表分析	分析组织的财务报表以评估业绩表现
		税务合规及筹划	遵循流程，确保及时准确地进行税务申报及制定有效的税务策略
		整合报告	报告为利益相关者和社会创造的组织价值，包括财务和非财务信息

续 表

序号	能力领域	具体能力	含义
3	技术和分析	信息系统	利用技术手段有效地控制经营和财务流程，解决问题，分析数据及提高经营业绩
		数据治理	确保数据的可用性、实用性、完整性和安全性
		数据分析	通过运用定量和定性的技术对数据进行提取、变换和分析，以便获得认识、改进预测和支持决策
		数据可视化	直观展示数据，以更好地说明关键模式、趋势和相关性
4	商业敏锐度和运营	行业特定知识	理解并掌握特定行业促进商业成功的动态及驱动力
		运营知识	在会计、财务部门之外，成为运营单元有价值的商务合作伙伴
		质量管理和持续提升	有效运用质量管理和持续改善工具、技术
		项目管理	计划并组织资源，包括人力资源和财务资源，以完成重要任务或活动
5	领导力	沟通技巧	有效地倾听他人，通过多种形式的沟通（包括书面、口语和非语言的）传递出思想和观点
		激励和启发他人	通过运用情商、问责制和设定高层基调，影响、激励和获得他人的支持，以实现组织目标
		协作、团队合作和关系管理	与他人有效合作，为实现积极结果建立互信关系
		变革管理	通过改革，领导组织、团队或个人，向预期愿景和目标发展
		冲突管理	运用恰当的影响技巧和工具解决问题，以实现组织目标，达到组织结果最优化
		谈判	使谈判多方达成共识，以达成组织最优结果和谈判方都能接受的解决方案
		人才管理	有效地选拔、培养并奖励人才，以保证人才队伍的强大及商业成功
6	职业道德和价值观	职业道德行为	遵守职场中管理员工行为的一系列指导原则
		识别并解决不道德行为	识别职场中的道德冲突和道德过失，并采取相应的行动
		法律法规要求	遵循法律法规标准，以正直诚实实现组织愿景

2019年，中国总会计师协会发布《中国总会计师（CFO）能力框架》（图2-5），提出中国总会计师的履职目标是价值创造、管理风险，应具备道德遵从能力、专业能力、组织能力、商业能力4大类能力、23个细分能力要素。

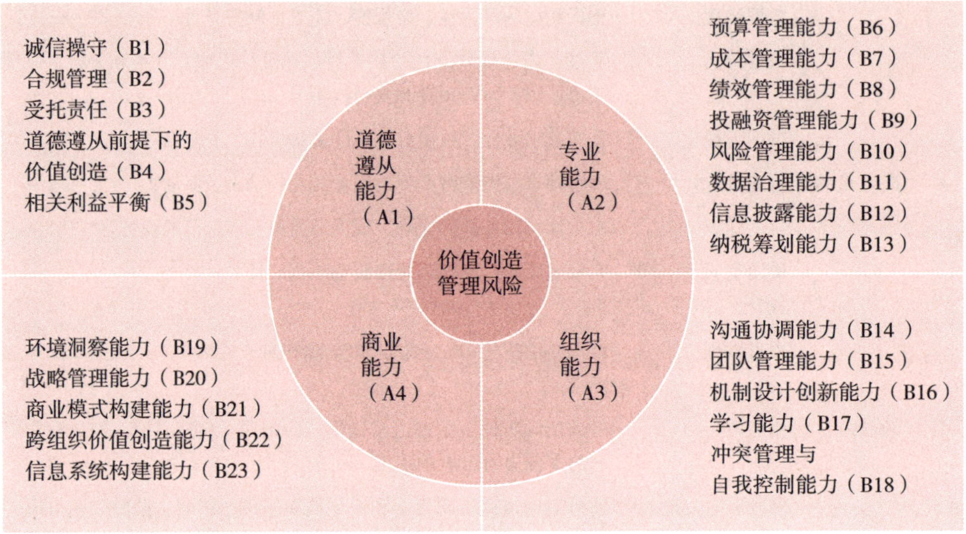

图2-5　中国总会计师（CFO）能力框架

在中国总会计师（CFO）能力框架中，道德遵从能力是总会计师履职的根本能力，指的是遵从道德规范准则并将其贯穿于单位实践中的能力，具体包括5个能力要素。专业能力是基础能力，指具备应有的专业背景和素质，并通过知识学习、专业实践和管理活动获得的能力，具体包括8个能力要素。组织能力是必要能力，指能胜任总会计师岗位的管理能力及作为领导者的个人性格特征，具体包括5个能力要素。商业能力指对宏观环境、行业趋势、自身业务洞察，与单位主要负责人及领导团队、业务团队共同协作构建商业模式和资源价值整合，以及提升财务效率的前瞻能力，具体包括5个能力要素。具体能力要素、含义与要求见表2-11。

表2-11 中国总会计师（CFO）能力框架的能力要素、含义与要求

能力分类	能力要素	能力含义与要求
道德遵从能力	诚信操守	坚持“诚信为本，操守为重”原则，按照准则要求提供客观、全面、准确、可靠的财务报告的能力
	合规管理	坚持遵从道德规范准则和法律法规，有效防控单位合规风险，组织或参与合规性制度建设、合规审查、风险应对、责任追究、考核评价、合规培训等管理活动的能力
	受托责任	作为内部治理主体之一，需公允反映单位绩效，以依法合规的方式有效履行受托责任，协调委托代理关系
	道德遵从前提下的价值创造	遵从道德规范准则前提下，兼顾经济、政治和社会责任，统筹单位中长期和短期价值创造的关系
	相关利益平衡	协调和平衡股东、债权人、员工、客户、政府、社区、监管部门和上下游产业链等各种相关者的利益
专业能力	预算管理能力	组织全面预算管理工作，促进战略执行，全局性策划预算编制、执行、监控和评价等管理活动的能力
	成本管理能力	关注战略性成本动因，运用价值链分析方法，建立单位长期性成本竞争优势的能力
	绩效管理能力	参与策划单位绩效和员工绩效的目标制定和实施过程，激发和调动工作积极性，助力实现单位目标的能力
	投融资管理能力	建立健全投融资科学决策机制，降低投融资成本，有效管理投融资风险，维持合理的资本结构和资产结构，优化资本资产配置的能力
	风险管理能力	组织制定执行风险管理流程，培育良好的风险管理文化，建立健全风险管理体系，为实现风险管理的总体目标提供合理保证的能力
	数据治理能力	组织分析各项会计数据与业务数据，方便、安全、快捷、可靠、敏锐地利用数据进行决策支持的能力
	信息披露能力	组织编制财务报告、管理会计报告和各种经营报告，全局性审核和把握内外部报告的内容和结果，履行受托责任、报告单位绩效的能力
	纳税筹划能力	以税收法律政策为依据，对涉税业务进行全局性策划的能力
组织能力	沟通协调能力	与单位主要负责人及管理团队、业务人员和财务团队进行高效的沟通交流，使其减少摩擦、提高效率、完成任务，调动各方面工作积极性的能力
	团队管理能力	通过合理授权和有效激励，领导团队成员高效完成工作任务的能力
	机制设计创新能力	推进管理体制机制和组织创新，促进个人利益和单位利益的有效协同，激发单位活力，达到既定目标的能力
	学习能力	多专业、跨学科知识的学习、更新和应用能力
	冲突管理与自我控制能力	有效转化冲突，妥善处理突发事件，合理控制妨碍履职的感性行为的能力

续 表

能力分类	能力要素	能力含义与要求
商业能力	环境洞察能力	深入研判单位面临的宏观形势和行业趋势，深刻观察和认识单位内部环境，注重本质规律的把握，适应性、创造性开展工作的能力
	战略管理能力	参与战略分析和规划，监控和评估战略执行情况的能力
	商业模式构建能力	感知和预测客户行为的商业敏锐度，创造顾客价值，优化资源配置，提高单位可持续性价值创造的能力
	跨组织价值创造能力	通过跨组织的资源整合，在全产业链上寻找价值创造的空间和机会的能力
	信息系统构建能力	推进业务流程重组和信息系统互联互通，提升信息整合应用、提高单位工作效率和顾客满意度的能力

对标管理会计的职能和特点，中国总会计师协会于2019年发布《中国管理会计职业能力框架》，框架以职业道德与行为规范为基础，具体包括专业能力和综合能力两大类、15项具体能力指标，并应符合相应的职业道德行为规范要求，详见表2-12。同时，根据我国会计师职称序列和实际工作要求，框架建立了初级、中级、高级、特级四级能力量表，以更好地衡量不同级别管理会计师的胜任力水平。总体上，从初级到特级，不同级别人员在各项胜任力上的达标程度逐步提升，从熟悉了解基本流程和内容，到熟练掌握、参与管理，再到制定规则、组织协调，最后是战略管理、全局把握，要求具有较强的判断能力、决策能力和创新能力。

表2-12 中国管理会计职业能力框架

一级指标	二级指标	三级指标
专业能力	财务会计能力	
	管理统筹能力	战略管理能力
		预算管理能力
		成本管理能力
		营运管理能力
		绩效管理能力
		投融资管理能力
		风险防控能力
		管理会计报告能力

续　表

一级指标	二级指标	三级指标
综合能力	创新能力	思维创新能力
		信息技术应用能力
		管理会计工具创新能力
	领导力	沟通协调能力
		团队建设能力
		组织能力
职业道德与行为规范	践行社会主义核心价值观，树立新发展理念；爱岗敬业，坚守诚信原则，提供真实、准确的管理和会计信息，如实反映、报告单位财务状况与经营业绩；维护单位的合法权益，保守工作秘密，积极促进所在单位承担必需的社会责任；在与道德规范冲突的情况下，不以牺牲道德规范为代价达到个人或单位的目的；廉洁自律，不参与舞弊或行贿、受贿等	

2022年，中国注册会计师协会以行业人才发展“全生命周期”理论为指导，从注册会计师人才培养的一般规律，与时俱进地更新发布了新版《中国注册会计师行业人才胜任能力指南》（图2-6），构建了涵盖人才职业发展生涯的胜任能力体系，包括政治能力、职业道德、专业胜任能力、实务经历和国际化能力五大类胜任能力。

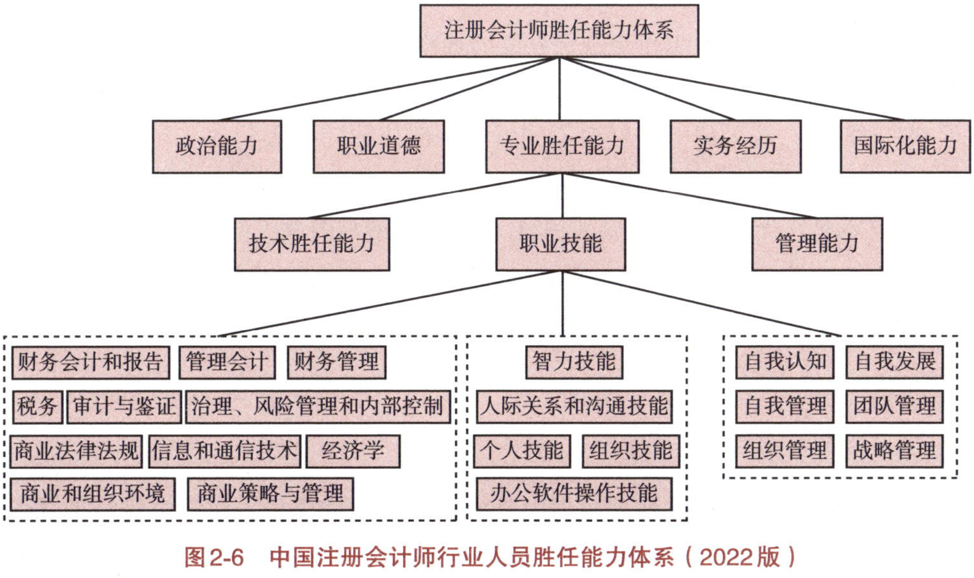

图2-6　中国注册会计师行业人员胜任能力体系（2022版）

其中，政治能力是新时代注册会计师行业人才能力的第一要求；职业道德指注册会计师行业人才特有的职业行为和特征，具体包括职业怀疑和职业判断、职业道德守则及相关规范、维护社会公众利益；专业胜任能力指能够根据相关法律法规从事职业活动的能力，包括运用专业知识的技术胜任能力，应对职业环境的复杂性和变化性的职业技能，以及提高效率和效益的管理能力，进一步细分为22项专业知识和具体能力；实务经历指个人运用与所接受的通识教育和职业教育，从事能够提升其胜任能力的日常工作活动；国际化能力指培养国际化思维、面向国际市场，服务中国企业走出去、境外企业走进来的胜任力。

同时，胜任能力体系明确了不同级别注册会计师行业人才要达到的能力水平，通过区分基础、初级、中级和高级4种熟练程度，分别对应不同层次的能力水平，依次为：能够掌握基本原则和理论、运用适当技能解决简单问题；能够在注册会计师的指导下运用基本原则和理论、职业技能解决一般问题；能够独立地运用基本原则和理论、职业技能完成工作任务，并与上级共同解决复杂任务或问题；能够整合不同领域的知识理论和职业技能，管理、领导项目和任务，并制定复杂问题的解决方案。

第五节　胜任力模型研究的发展趋势

随着组织分工精细化和专业化程度的加深，“人职匹配”成为形成组织竞争力的关键。在此情境下，胜任力模型在组织人力资源管理领域发挥着越来越重要的作用。当前，国内研究已针对不同行业、岗位构建了大量本土化的胜任力模型，解决了不同岗位人员应该具备哪些胜任力的问题。然而，胜任力模型的实践应用明显不足，大多数企事业单位没有将相关模型与内部人员测评选拔、培训考核等人力资源活动相结合。因此，如何应用胜任力模型的研究结果，更好地服务于行业和组织的人才培养、竞争力培育，是今后胜任力模型研究的发展趋势。

一、构建分级岗位的胜任力模型

从国内外胜任力模型的架构看，针对不同层级的岗位，实行分级管理并提出不同的胜任力要求，也是胜任力评价的重要思路和方法。随着技术的进步和发展，事务性工作由计算机和智能化工具取代，岗位人员的胜任力要求朝着综合化、整合化的方向发展，更加强调相关领域综合知识、技能和素质的掌握。与之相对应，构建分级岗位的胜任力模型，明晰不同层级岗位人员的胜任力要求，能够为分级评价和培养胜任力提供清晰的参考，也能让员工理解胜任力的提高与其职业发展路径相对应，激励其适应整体的改革发展趋势。

二、基于岗位职责设计胜任力评价体系

当前各行各业都面临着全面深化改革，对组织内部管理体系、管理政策、人员配置等均产生了重要影响。在岗位职责方面，结合新技术、新手段的应用，职责定位和胜任力要求悄然发生变化，逐渐从具体的事务性管理转向战略管理，要求具备更高的战略思维和管理能力。同时，国内外组织的环境背景和管理方式存在差异，设计相关的胜任力评价体系，在吸收、借鉴国外研究成果的基础上，还需要充分结合国家宏观政策、行业发展趋势和岗位职责要求，建立适应当代国情的、科学合理且具有较高指导意义的胜任力模型和评价体系，保证相关工作适应新形势、取得新突破。

三、构建适宜的岗位胜任力评价模式

与智力和能力测验等传统人力资本评价方式相比，胜任力模型在对个人素养和性格特质方面的评价更为深入，有利于形成更加全面客观的评价结果。然而，现行最常用的胜任力评价模式仍是面试或交流，其局限性主要是耗时耗力，资源投入较大，对于人员招聘具有一定的适宜性，但对于评估现有人员的胜任力水平、明确胜任力培训重点，其适宜性和可行性有待进一步提高。因此，从推广胜任力模型实践应用的角度，未来研究应更加注重建立胜任力测量标准，开发统一的胜任力基础量表，以及针对不同行业和岗位的分量表，构建定量化、可视化、标准化的评价模式，提高胜任力模型应用的覆盖面和普及程度。同时，从提升组织竞争力的角度，组织机构应在内部构建和应用适宜的岗位胜任力评价模式，将胜任力理论研究深入有效地应用在人力资源管理领域。

参考文献

[1] 李明斐，卢小君. 胜任力与胜任力模型构建方法研究 [J]. 大连理工大学学报（社会科学版），2004，25（1）: 28-32.

[2] 仲理峰，时勘. 胜任特征研究的新进展 [J]. 南开管理评论，2003，（2）: 4-8.

[3] 时勘. 基于胜任特征模型的人力资源开发 [J]. 心理科学进展，2006，14（4）: 586-595.

[4] MANISFIELD B，Mitchell L C. Towards a competent workforce [M]. Aldershot，UK: Gower，1996.

[5] MCCLELLAND D C. Identifying competencies with behavioral event interviews [J]. Psychological Science，1998，9（5）: 331-339.

[6] BOYATZIS R E. The competent manager: a model for effective performance [M] New York: John Wiley & Sons，1982.

[7] SPENCER L，SPENCER S. competence at work: Models for superior performance [M]. New York: John Wiley & Sons，1993: 222-226.

[8] NORMAN G R. Defining competence: a methodological review [J]. In: Neufeld VR，Norman GR，eds. Assessing Clinical Competence. New York，NY: Springer; 1985: 15-35.

[9] EPSTEIN R M，HUNDERT E M. Defining and assessing professional competence [J]. JAMA，2002，287（2）: 226-235.

[10] FRANK J R，SNELL L S，SHERBINO J. CanMEDS 2015 physician competency framework [M]. Ottawa: Royal College of Physicians and Surgeons of Canada，2015.

[11] ENGLANDER R，CAMERON T，BALLARD A J，et al. Toward a common taxonomy of competency domains for the health professions and competencies for physicians [J]. Academic Medicine Journal of the Association of American Medical Colleges，2013，88（8）: 1088-94.

[12] 孙宝志，李建国，王启明. 中国临床医生岗位胜任力模型构建与应用 [M]. 北京：人民卫生出版社，2015.

[13] SCHWIRIAN，PATRICIA M. Evaluating the performance of nurses: a multidimensional approach [J]. Nursing Research，1978，27（6）: 347-351.

[14] ALEXANDER M F，RUNCIMAN P J. ICN framework of competencies for the generalist nurse: report of the development process and consultation [M]. Geneva: International Council of Nurses，2003: 1-51.

[15] LIU M，KUNAIKTIKUL W，SENARATANA W，et al. Development of competency inventory for registered nurses in the People's Republic of China: Scale development [J].

International Journal of Nursing Studies，2007，44（5）：805-813.
[16] 开启中国总会计师队伍建设的新征程——《中国总会计师（CFO）能力框架》研究发布综述 [J]. 中国管理会计，2019（03）：10-27.

第三章　胜任力评价

胜任力评价是人力资源管理的重要内容和抓手。本章重点介绍了胜任力评价和人才评价的关系，强调胜任力评价是人才评价的基础性工作。胜任力评价模型的构建流程，重点包括建立胜任力“词典”（指标库），进行专家咨询优化胜任力“词典”，形成最终开展人才评估或者培训的胜任力模型。胜任力模型的构建方法包括归纳法、演绎法等。利用胜任力模型，开展基于胜任力的人才评价流程主要包括选择评价方法、组织实施评估、撰写评估报告等几个重要环节。关于如何开展胜任力评价，本章阐释了问卷调查法、情景模拟法等评价方法。

第一节　胜任力评价概述

2016年，中共中央印发了《关于深化人才发展体制机制改革的意见》，明确提出要创新人才评价机制，坚持德才兼备，注重凭能力、实绩和贡献评价人才，克服唯学历、唯职称、唯论文等倾向，突出品德、能力和业绩评价。发挥政府、市场、专业组织、用人单位等多元评价主体作用，加快建立科学化、社会化、市场化的人才评价制度。2021年，中央人才工作会议上，习近平总书记再次强调，“要完善人才评价体系，加快建立以创新价值、能力、贡献为导向的人才评价体系，形成并实施有利于科技人才潜心研究和创新的评价体系”，集中体现了我们党对新时代人才评价工作的高度重视。

人才评价是人才工作的基础，在引领人才发展中具有“指挥棒”作用，是人力资源开发管理和使用的前提。既往我国对人才的评价，往往更偏重知识技能方面，而随着我国从人才大国迈向人才强国，对人才进行科学、全面、综合的评价已经成为客观需求，因此，基于胜任力的人才评价理念为我国人才评价工作提供了新的机遇。基于胜任力的评价是一种实用的人才测评方法，国外已经在政府部门、学校、医院、研究机构、企业等各类组织中广泛应用。尽管胜任力在我国的研究与应用起步较晚，但目前在企业、部分事业单位和政府机构中也有了一定的探索和尝试。

一、人才评价的功能与特点

人才评价既是人事管理的一部分，又是测量学的一种实践应用。因此，人才评价同时具备了管理学和社会学等学科的特点。基于管理学的角度，人才评价具有全面性，注重“人岗匹配”；基于社会学的角度，人才评价又具有评价测量的间接性、相对性和客观性等特点。

1. 全面性

人才评价涵盖了人事管理的各个阶段。从组织层面来看，人事选拔、员工培训、绩效考核、职位调动等环节都需要进行人才评价；从个体层面来看，一名员工从入职到离职的各个时期都会经历人才评价。因此，人才评价会渗透到人事管理的整个过程。然而，人才评价在各个阶段的测量内容会有所区别。在选拔阶段，人才评价是为了筛选出符合岗位需要的员工；在培训阶段，人才评价的目的是评估培训需求与效果；在考核阶段，人才评价是主要评价影响工作绩效的指标；在职位调动阶段，人才评价原理与选拔阶段类似，目的也在于确保员工与目标职位的匹配性。

2. 注重“人岗匹配”

从管理学的角度，人才评价的目的在于实现人岗最优匹配，因此评价个体与岗位的适应关系十分关键。已有研究表明：个体与岗位的匹配性与许多人才评价指标有密切关系。在进行人岗匹配关系评价时，需要注意以下几点：首先要依据岗位工作分析确定测量指标，其次要选择适合的测量方式，确保测量工具的结构效度和效标关联效度，最后要对测量结果进行合理评价，而非简单地以测试得分作为人事决定的标准。

3. 间接性

除了绩效考核的客观指标，大多数人才评价采用的是一种间接的测量和评价方式。无论是基于自我报告的认知测试和人格测试，还是观察个体在模拟环境中行为表现的情境测试，或者是记录个体无意识反应的投射测验，从本质上都是一种间接测量，即通过个体对测量项目的反应来推断其心理特质或预测其真实的工作表现。采用这种测评方式的原因有两点：一是许多心理特质无法直接观察；二是间接测量更加节省时间且易操控。已有大量的研究表明，这种间接测评的方式可以很好地预测个体在工作中的表现。例如，个体在一般认知能力测试中的得分可以显著预测个体绩效。

4. 相对性

人才评价并没有绝对的标准，只存在相对的位置。这种相对位置是通过将所有受测者的测试结果进行纵向的排列和比较而得出的。因此，人才评价是考察个体在群体中所处的位置，从而判断个体的智力、工作兴趣、专业技能水平等。例如，对某个团队进行情绪智力测试，认为某一员工的情商很高，这种判断是基于将这名员工的测试分数与其他团队成员的分数相比较而得出的。

5. 客观性

人才评价需要有一个科学的标准，否则测评的结果将失去意义。人才评价的客观性是指测量工具应该具备良好的信度和效度。信度是指测量结果应该具有较高的稳定性和一致性，不会随测量对象、地点、时间等外界因素的变化而发生较大变动。效度是指测量工具测出了所要测的内容。在实际工作中，为了确保人才评价的有效性，通常会使用已经标准化的、在实践中被验证信度和效度良好的评价工具。例如，测量人格特质常用量表有大五人格量表、艾森克人格问卷等。测量一般认知能力的常用量表有斯坦福－比奈智力量表、韦氏智力量表、瑞文推理测验等。测量职业兴趣一般使用的量表有斯特朗－坎贝尔职业兴趣问卷、霍兰德职业兴趣问卷等。

二、胜任力与人才评价的关系

人才评价是在人事管理过程中对个体与工作之间适应关系进行定量和定性相结合的测量与评价。人才评价贯穿于人事管理的各个环节。具体的评价指标包括知识与技能、心理素质、身体素质、个人经历等方面。人才评价的核心在于评估个体与工作岗位之间的匹配性，即个体是否适合某一岗位，这种匹配性与组织内部的核心评价指标有密切关联。例如，有研究发现，个人特质与工作环境的契合程度与融入组织的意愿、工作满意度、在职时间、组织公民行为、助人行为、工作绩效等评价指标均存在相关性。

就其内涵而言，人才评价主要指通过工作考核、业绩考核、人才素质测评等进行的人才水平评价，即对人才所具备的能力进行评定。胜任力是现代人才评价的落脚点。根据胜任力的概念，在对某个特定岗位进行人才评价时，首先要对该岗位进行工作分析，确定该岗位需要什么胜任特征，从而根据这些胜任特征来选人、评人、用人。

胜任力让人才评价从关注基准特征延伸到关注鉴别特征。从岗位所需要的胜任特征分类看，一类是从事该岗位必须具备的知识、技能型特征，可以称为“硬”特征，这种特征是能够从事该岗位的入门特征，所以也称为“基准胜任力”。另一类是岗位上还需要诸如沟通、情绪控制、成就动机等胜任特征，这些特征难以有合适的“硬”指标衡量，称为“软”特征。由于此类特征往往能够区分出该岗位上的绩效优秀者和绩效一般者，所以也叫“鉴别胜任力”。对于专业技术人员，往往更看重入职资格，所以基于胜任力的评价主要侧重于“基准胜任力”，而对于高级管理人员，基于胜任力的评价的关键在于测量“鉴别胜任力”。

三、基于胜任力开展人才评价的意义

基于胜任力的人才评价能够为人力资源管理的各个环节提供科学的依据，提高管理效率，有效降低人力管理成本。例如，在招聘选拔环节，基于胜任力的人才测评能够对目标岗位所需的素质进行更加详细、准确的描述，有助于组织招聘到最合适的人，提高招聘效率和效果。在培训培养方面，基于胜任力的评价结果能够清晰地描述个人的能力现状，以及个人的能力素质与岗位要求的差距，使培训课程的设计更加精准、有的放矢，能够让培训的价值尽快体现到员工的工作绩效中，减少不必要或不恰当的培训造成的损失。在绩效管理方面，岗位胜任力模型对员工是一种积极明确的引导，使员工能够清晰地看到努力的方向，基于胜任力的绩效评价和绩效管理，能够增进员工与管理者的有效沟通，对业绩期望和能力要求达成共识，激发员工不断提升自身能力。基于胜任力的人才评价对组织的人力资源规划与配置、员工的职业生涯规划等方面，都能够提供有价值的参考信息，帮助个人了解自身的优势与不足，在组织中找到恰当的位置，实现人岗最优匹配，最大价值地发挥个人潜能，从而提高组织的竞争力。

第二节　胜任力评价模型的构建流程

早期学者建立的胜任力评价路径可以归纳为胜任力映射、诊断、开发和监测四个循环往复的步骤，涵盖了组织内部从形成胜任力概念，到胜任力确定、开发、测量和评估的全生命周期。这种评价路径主要针对岗位和职能的单一胜任力测评，且以主观判断为主，没有构建统一的胜任力模型，不仅缺乏客观的科学依据和结果检验，而且在实施过程中产生大量的重复性工作。鉴于以上不足，后来的研究者提出从构建胜任力模型出发，同时识别和确定不同维度的胜任力指标和标准，将单线程的评价模式转化为多线程的评价模式，在此基础上对研究对象的胜任力进行测评，并且利用数据对胜任力模型进行检验，以此建立组织内部基于胜任力模型的综合评价体系。可见，当前胜任力的评价主要通过构建胜任力模型来实现，胜任力模型的构建过程是胜任力评价的基本路径。

胜任力的评价路径一般是在全面总结国内外胜任力研究成果，结合国内相关政策文件要求、不同的岗位职责，融合国际和国内胜任力框架整体结构的基础上，借鉴其他学科研究中已经运用的比较成熟的胜任特征建模方法，包括问卷调查法、团体焦点访谈法（focus groups）、行为观察法、行为事件访谈法（BEI）和德尔菲法（Delphi），并运用统计分析技术，构建并检验胜任力特征模型，实现理论构建与实证研究的互相印证。

一、建立胜任力词典

首先，对某一专业人员胜任力、岗位职责等国内政策文件和国内外学术研究进行系统梳理与整合，形成人员胜任力模型的基本数据库，作为构建人员胜任力模型的参考和借鉴。

其次，通过问卷调查和团体焦点访谈，收集描述各级各类人员胜任力的词汇和指标，筛选特异性和敏感性较高的胜任力指标，建立胜任力词典。

在筛选胜任力指标的过程中，重点考虑相关性、可操作性和重要性三个维度。相关性是指标与胜任力的契合程度，即指标反映的情况、信息是否能够较好地代表某一类胜任力；可操作性指在实际评价工作中，从评价者的角度获取该指标信息的难易程度和可信程度；重要性是指标的重要程度和代表性，是否属于能够较好地体现人员胜任力的必需指标。相比于相关性和可操作性属于指标本身的特性，指标的重要性对不同层级的人员的重要程度有所差异，应当分别评价和筛选不同胜任力指标。胜任力指标筛选结果为后续行为观察和关键事件行为访谈的数据分析打下基础。

总体来看，胜任力模型一般以冰山模型或洋葱模型为基础，由浅至深包含知识、技能、能力、素质、社会角色、自我概念、特质和动机等维度的胜任力指标。具体指标的筛选应当以人员的岗位职责为基础，可参考经典的人员胜任力辞典，且不同级别和类别的人员胜任力有所差异。以技能为例，分为专业技能和通用技能，前者聚焦于完成特定业务工作流程必须掌握的技能，后者主要指作为管理者或领导者必需的技能。对于最高层的管理者，应体现本职工作任务的胜任力，包括各种专业工作所需的胜任力及综合管理能力等方面的胜任力，强调其应具备战略管理、战略规划、投资决策等前瞻性专业技能，以及推进战略决策过程中需要配合的冲突管理、变革管理等通用技能。对于中层管理者，应体现维持组织正常运行的运营管理、内部管理发展的胜任力，专业技能主要根据岗位类别不同，充分体现不同细分领域的管理能力，通用技能则侧重于沟通与人际交往技能、团队合作、人才发展、问题解决和分析、服务创新。此外，忠诚、准时、及时响应、自信心、责任心、自我控制、适应性、灵活性、主动性等个人素质，成就驱动、组织意识、全局意识、竞争意识、敏锐度等是更高层次岗位的胜任力。

二、构建胜任力模型

选取具有典型样本特征的管理人员，针对高层、中层与普通人员和从事不同经济管理业务类别的人员，开展分层抽样行为事件访谈和工作行为观察后，整理分析初步构建各级各类人员胜任力模型。在此基础上，开展德尔菲法，由专家按照重要程度进行打分。通过专家咨询结果分析，汇总专家修改意见和建议，确定修改、删除和增加的指标，进一步完善胜任力模型。

在确定咨询专家方面，根据权威性、代表性和专业领域分布的原则，综合考虑专家数量与咨询实际操作难易之间的平衡，确定专家类别和人数。其中，专家咨询结果的可信度和权威性与参加咨询的人数呈函数关系，随机抽样条件下，标准差的均数与总体标准差之间满足公式3-1。

$$\frac{\sigma_x}{\sigma}=\frac{1}{\sqrt{m}} \quad \text{（式3-1）}$$

式中，m为专家人数。在一定范围内，咨询结果精度随着人数的增加而不断提高，直至超过15人后，专家人数的进一步增加对精度的提升作用不再明显。同时，随着专家人数的增加，组织难度和结果分析的复杂性也相应增加。

在专家咨询流程方面，进行至少2轮的专家咨询，分别预填写调查问卷设计，就指标设置是否合理、命名是否恰当、指标定义是否准确清晰进行定性分析，并且由专家从重要性和可操作性两方面对指标进行分值评价。其间，专家与调查人员讨论指标的整体架构和具体指标，相互之间不沟通讨论。经过反复征询、归纳、修改，汇总成基本一致的专家观点，形成相关专家对指标体系的整体架构、具体指标、拟增加和删减的指标等修改建议。

在咨询结果分析方面，分为专家权威程度分析和指标重要性程度分析两个维度，主要分析指标包括专家积极系数、专家权威系数和专家咨询协调系数，以及指标的相关性、重要性和可操作性评分的算术平均数、变异系数和满分比例。具体指标含义为：①专家积极系数，即专家咨询表的回收率，表明参与咨询的专家对该项目研究的关心程度。②专家权威系数为专家对问题的判断依据（Ca）和熟悉程度（Cs）两者的算术平均值，即Cr＝（Ca＋Cs）/2，数值范围在0～0.95之间波动。一般认为Cr≥0.7，即可认为专家的权威程度较好，具有较高的可信程度。③专家咨询协调系数（W）反映了全部专家对所有指标评价意见的协调程度，反映指标的评价是否存在较大分歧，W在0～1之间，W越大，表示协调程度越好。④各项指标的相关性、重要性和可操作性评分的算术平均数、变异系数和满分比例（即指标获评满分的专家数占参与评分专家总数的比例）。算术平均数表示专家意见的集中程度，算术平均数越大，说明对应的指标的相关性越强、重要性越高、可操作性越好。变异系数表示专家意见对指标的协调程度，变异系数越小，对指标的协调程度越高。

三、胜任力模型的优化完善

对照初步构建的胜任力模型，完成调查问卷的编制，开展大范围的问卷调查和实证研究。通过运用验证性因子分析方法对各项胜任力指标进行特异度和敏感度分析，检验信度和效度，以验证、修正模型，进一步完善、优化各级各类人员的胜任力模型，为广大业务人员开展胜任力评价和培训提供参考依据。

第三节　胜任力模型的构建方法

早期胜任力模型的构建方法主要参照人力资源管理的传统工具方法，包括文献研究法、情景判断测验法、职位分析法、专家咨询法等。直到1973年McClelland提出行为事件访谈法，构建胜任力模型开始采用实证研究方法，通过引入统计模型推断、检验现实观察和试验数据，用数据说话，科学、准确地揭示影响个体绩效的关键胜任力。从整体的构建思路来看，目前胜任力模型的构建通常有以下三种方法（图3-1）。

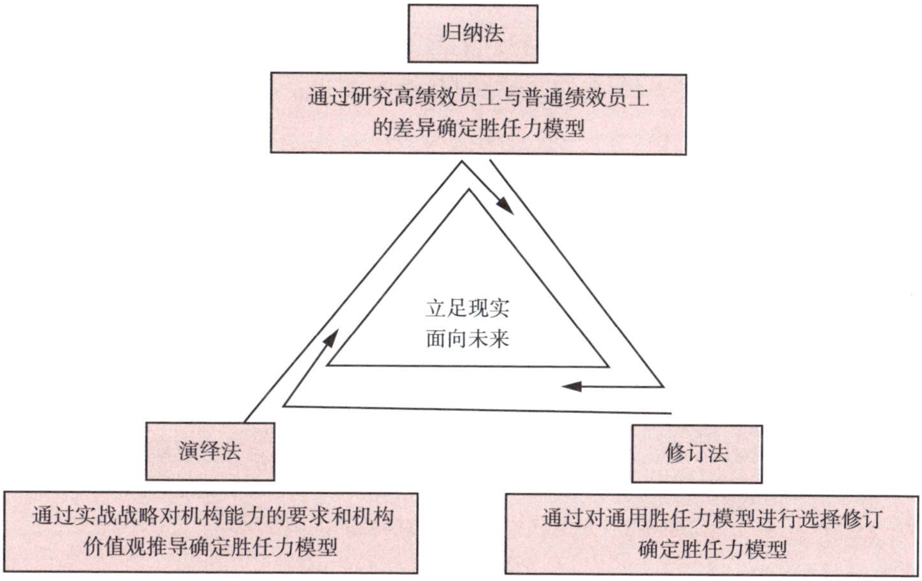

图3-1　三种常见的开发胜任力模型的方法

一、归纳法

归纳法，即从零开始构建胜任力模型，这种方法需要利用从内外部收集的数据构建胜任力模型，数据来源于对在职者和知情观察员的采访、焦点团体访谈及对他们工作过程中行为的观察。在数据收集的基础上，进行内部统计与验证分析，目的是确定那些被认为对高绩效有意义的胜任力。归纳法有具体的行为做依据，开发出的胜任力模型最贴近现实，应用的效果较好。缺点是开发过程需要耗费大量时间和精力，需要综合运用行为事件访谈法、德尔菲法、问卷调查法、团体焦点访谈法、行为观察法等多种方法，操作难度较高。此外，归纳法对胜任力的开发立足于现实，因此更适用于成熟、稳定的机构。

归纳法的具体步骤包括：①确定绩效标准。理想的绩效标准是“硬”指标，如工作量、收入或利润、获得的专利或发表的文章、服务对象的满意度等。如果没有合适的“硬”指标，可以采取让上级、同事、下属和服务对象提名的方法。②选择效标样本，即根据已确定的绩效标准，选择绩效优异组和绩效平均组。③获取效标样本的胜任力数据资料。收集数据的主要方法有行为事件访谈法、专家小组讨论法、问卷调查法、图片故事练习法、团体焦点访谈法、系统性多层次团体观察和直接观察法等。目前采用的主要方法是行为事件访谈法。④分析数据资料并构建胜任力模型。通过对所得到的数据进行分析，鉴别出能区分绩效优异组和绩效平均组的胜任力指标。这一步具体包括假设产生、主题分析或概念形成等环节。⑤验证胜任力模型。一般采用交叉效度、构念效度、预测效度和专家效度等多种方法对模型进行验证，以保证模型的有效性（图3-2）。

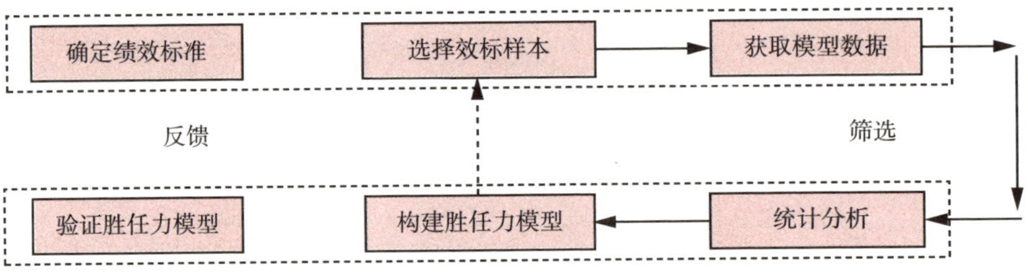

图3-2　归纳法构建胜任力模型的实施步骤

在实施归纳法的过程中，一般要使用两类具体方法，一类是用于收集和分析数据的方法，包括行为事件访谈法、德尔菲法、问卷调查法、团体焦点访谈法、行为观察法、统计分析法等；另一类是用于模型验证的方法，包括信度效度检验和结构方程模型等。以下是常见的具体方法。

1. 行为事件访谈法

行为事件访谈法是一种开放式行为回溯探察技术，即根据访谈者完整的行为事例来推测优异工作表现需要的胜任力，最早由McClelland结合关键事件技术（critical incident technique，CIT）和主题统觉测验（thematic apperception test，TAT）提出，是公认最有效的揭示胜任力的方法。

行为事件访谈法需要受访者列出在工作中遇到的关键情境，包括最成功的和最失败的事件各3项，具体步骤包括：①访谈前准备，包括建立基本胜任力词典，编制访谈者基本信息表、行为事件访谈提纲等资料。②介绍和解释，向受访者说明访谈目的和内容。③工作职责，受访者描述其工作任务和职责。④关键事件访谈，按照STAR原则，让受访者非常详尽地描述关键事件发生了什么，包括当时的情境是怎样引起的？牵涉哪些人？被访谈者当时是怎样想的，感觉如何？在当时的情境中想怎么做，实际上又做了什么？结果如何？⑤工作性格，让受访者谈谈胜任岗位需要的性格。⑥总结关键事件和访谈中的发现。

然后，根据效标区分绩效优异组和绩效平均组，对访谈环节收集到的资料分组进行编码分析，提取胜任力指标。最后，对整理的关键行为事件进行内容分析，统计分析胜任力指标出现的频次和等级的差别，找到不同岗位中具有显著性差异的胜任力。

2. 德尔菲法

德尔菲法是一种定性与定量相结合的方法，它采取“背靠背”匿名方式，邀请相关专家评价某些胜任力对某一岗位的重要程度，然后统计数据，向专家反馈结果，再请他们评价题项。如此循环，直到得到比较稳定、趋于一致的结果。

德尔菲法的实施步骤为：①设计Likert量表问卷，邀请30～40名相关领域的专家评价描述各项胜任力指标对岗位的重要性程度，开展第一轮评价。②对收集到的数据进行统计分析，包括计算各项指标重要程度得分的平均值、标准差、变异系数，以及采用专家积极系数、权威系数和专家意见协调程度来衡量结果的科学性和可靠性。③修改问卷，除胜任力指标题项外，加入上一次问卷调查的数据分析结果，即每位专家对每个题项的评价、所有评价者的均分和标准差，作为第二轮专家咨询的参考。④再请同一批专家参与第二轮评价，要求重新评价或者确认其对每个题项的评价。如此往复，直到最后两次的数据分析结果不存在显著差异为止。

德尔菲法避免了专家会议法的缺点，“背靠背”方式能够保证专家不受干扰，独立、充分地发表个人见解，尤其是与他人不同、分歧的意见，但评分结果存在一定的主观片面性，准确性和可靠性不足。

3. 问卷调查法

问卷调查法是运用统一设计的调查问卷收集数据和资料的方法，具有投入成本低、被试者丰富、施测效率高的特点，可以很好地弥补观察访谈只能涉及少量研究对象的不足，快速、高效地收集大量信息。

在胜任力研究中，研究者先通过文献研究或访谈观察初步总结胜任力指标，编制形成量化的调查问卷后，一般采用匿名形式进行广泛调查和数据收集，最后对回收数据进行统计分析。问卷设计的科学性是问卷调查法成功的关键因素之一，问题内容应明确、全面且通俗易懂，问题排布应有逻辑层次、结构合理。按照设计分类，问卷分为封闭式、开放式和半封闭式三类。在封闭式问卷中，问题的答案被事先框定，要求被调查者在范围内选择，而开放式问卷只列出问题，允许自由作答，半封闭式问卷介乎两者之间，既有需要选择式问题，又有开放式问题。

4. 团体焦点访谈法

团体焦点访谈，又称团体深度访谈，一般由8～12人组成，时间一般在30～120分钟。访谈过程中，主持人引导成员讨论特定的主题（即焦点），保证讨论聚焦于研究主题，并促进成员之间的沟通交流。访谈结束后，运用剪贴分类技术、内容分析法等分析文本内容，进而编码以供统计分析。团体焦点访谈法能够发挥团队优势，激发对新研究领域的深入讨论，但局限性体现为个体独立思考不足，容易受到主持人或其他成员的影响。

团体焦点访谈法适用于探索性的研究，实施步骤为：①确定要深入讨论的焦点问题及现有的研究基础。②组建访谈团队，有目的性地选择具有相关知识、技能、经验等特征的成员。③编制主持人指南，确定讨论提纲和关键问题，问题一般是开放性、非结构化的，内容简洁易懂且便于受访者表达，数量一般控制在12个以内，并按照先抽象后具体的顺序排列。④主持人通过提问管理访谈的进程，除非方向偏颇，一般不干预讨论，使讨论成员全面充分地表达意见。⑤通过文字整理，找到与形成主要论题的分类系统及相关内容，并针对不同论题的内容进行编码和归类。⑥开展内容分析，包括实用内容分析、语义内容分析和符号-工具内容分析，分别根据可能的原因和结果、含义、心理物理特征对访谈内容进行实证分析。⑦最后是描述性统计和多元回归分析。

5. 行为观察法

McClelland在提出用胜任力测试代替标准化测试时即指出："如果你想测试谁是一名好警察，就去看看警察到底做什么。跟着他，列出他所做的事情，然后用这些事情作为样板来筛选应聘者。"在研究者具备良好洞察力、总结归纳经验的条件下，对绩效优秀者日常工作行为的分析往往能得出其所在岗位最为关键的胜任力。但行为观察法涉及的工作量较大，一般作为一种辅助方法，与其他方法配合使用。

二、演绎法

研究胜任力的另一种方法是战略导向法，或称为演绎法/推导法。演绎法是基于所研究岗位胜任力的大量已有研究，演绎界定出一系列胜任力标准，并通过整理、论证，构建形成一套确定的胜任力模型。这种方法的优点是胜任力模型与组织战略及价值观密切相关，逻辑清晰。缺点是缺乏具体行为作依据，胜任力模型的描述过于抽象空泛，容易脱离现实。

以构建公立医院院长胜任力模型为例，演绎法的具体步骤包括：①通过查阅文献和相关法律文件，明确公立医院院长的使命和医院的愿景、战略及核心价值观。②根据公立医院院长的使命和医院愿景、战略及核心价值观，对公立医院院长在战略执行过程中的岗位角色和职责进行推定。③在此基础上，对公立医院院长的核心胜任力进行研讨，确定一系列最可能的胜任力指标。④根据确定的胜任力指标，进行基本的整理、释义，形成待确定的胜任力模型。⑤检验论证胜任力模型。

演绎法一般涉及文献研究法和现场调研法两种具体方法。

1. 文献研究法

通过对相关政府网站和国内外综合性文献数据库进行文献检索，系统收集有关特定岗位人员、胜任力、培训及制度等相关的学术研究成果和政策文件，提炼和总结国内外有关特定岗位的职责内容，归纳总结特定岗位人员的胜任力要素。

2. 现场调查法

现场调查法是指在有条件的情况下，选择同类组织机构作为调研对象，通过现场调研和知情人士访谈，了解目前特定岗位设置发展现状，以及政策背景下，对特定岗位人员分类和职业内容的需求。

三、修订法

修订法即改造经过验证的胜任能力模型。这种方法以经过验证的胜任力模型作为出发点，而不是对在职人员进行大量的采访和观察，是构建胜任力模型的一种简便方法。通常由专业顾问根据对组织的初步了解，结合通用的胜任力调查项目，提出一组相当数量的胜任力指标，然后由相关人员根据选择频率，筛选确定形成胜任力模型。

修订法的优点是省时省力，对于初步引进胜任力概念，却没有能力在胜任力模型开发上进行大量访谈咨询和实证研究的机构，不失为一种有效的方法。缺点是通用的成分居多，与机构具体的文化、战略结合不够紧密。

综上所述，每一种具体方法都兼有优点和缺点，单纯用某一种方法构建胜任力结构是有很大局限性的，因此构建胜任力模型常需要采用3种方法相互结合。其中，归纳法和行为事件访谈法是当前构建胜任力模型最常用的方法。

第四节　胜任力评价组织实施过程

一、基于胜任力的人才评价方案

基于胜任力的人才评价通过对评价岗位的深入量化研究，判断出岗位所需的关键胜任力，在人才评价实施中对关键胜任素质做出质和量的解释。同时，对各种胜任素质分配相应的权重，针对关键胜任素质开发出相应的测评试题，从而保证人才测评的针对性和准确性。基于胜任力的人才评价过程，通常包括五个阶段。第一，对评估对象所在岗位进行分析，构建岗位胜任力模型。第二，根据测评目的，设计相应的测评方案，选择测评工具。第三，组织实施评价。第四，数据分析与评价结果描述，提出相应建议。第五，模型修正检验。

1. 调研准备及模型建立阶段

对目标岗位进行深入分析，构建胜任力模型，是测评实施的基础和关键的一步。模型构建的过程中，除岗位所需的知识、技术、能力等要素外，也要充分考虑组织文化、价值观等因素。

在构建胜任力模型时，通常有以下四种思路：一是基于当前工作的需求推导应该具备的各种技能和素质。二是基于组织发展战略的胜任力模型确立思路。三是基于个人特质的胜任力模型确立思路，旨在发掘个人能够为组织发挥最大潜能时表现出的个人特质。四是基于组织价值观的胜任力模型确立思路。通常情况下，基于当前工作的胜任力构建模型的思路比较常用。

在构建胜任力模型时，最常用的两种方法是行为事件访谈法和核检表法（checklist）。其中，行为事件访谈是一种开放式的行为回顾式探察技术，访谈的目的是通过人员对自己过去工作中发生的某些“行为事件”的详尽描述，辨别出有效的工作行为中所表现出的具有代表性的、与工作绩效有因果关系的个人特质。访谈过程一般采用STAR技术进行工作事件分析：S-situation，情境，即被访者要讲清楚事件发生的背景、环境等信息；T-task，即被访者要讲清楚当时的工作任务；A-action，即被访者要讲清楚当时采取了哪些具体的行动；R-result，即事件最后的结果。核检表法是基于研究对象的工作职责、工作内容，以及先前研究的理论基础与专家咨询等，列举所研究岗位可能所需要的素质（尽量完整），构建核检表。然后，请主域专家（Subject Matter Expert，具体可包括：直接从事该岗位工作且具备丰富经验的员工、岗位的直接管理者、其他对该岗位熟悉的群体如研究领域的专家等）核定岗位所需的素质，具体采用的方法可以包括定项选择（如选择10项）、不定项选择、排序、对偶比较等方法，根据筛选结果，不但可以锚定岗位所需的胜任素质，还可以计算出各项素质的权重，为后期评价提供更加详细、准确的参考信息。比较而言，行为事件访谈是更加严谨但同时成本更高的一种建模方法。在已有部分研究基础和初始模型的情况下，核检表法是快速构建和修正模型的更经济高效的方法。

2. 评价工具和方法的选择

评价方案的设计主要是确定评价内容和遴选评价工具，重点就是选择适宜的评价方法。人才测评方法一般有履历分析法、笔试测评、面试测评、心理测验、评价中心、绩效考核等。

一是履历分析法。通过履历分析，全方位了解被测评人员的工作经验、生活环境、学历背景等个人信息，对照人员所在岗位说明书，判断其是否真正符合岗位要求。

二是笔试测评。要求被测评人员在电脑或试卷上按要求作答，题目的设置通常都是岗位要求的必备基础知识和技能，被测评人员作答完成后交给考官计算分数。笔试法在测定知识面和基本技能方面效果比较好，且成本低廉，可以同一时间对大批人员进行测评，结果非常客观。

三是面试测评。面试测评主要用于仪表风度、专业知识、工作实践经验、口头表达能力、综合分析能力、应变能力、自我控制能力、工作态度、求职动机、爱好等方面的测评。按照其形式的不同可以分为结构化面试和非结构化面试。结构化面试是指在面试前通过对岗位能力素质的分析，根据测评的要素，对测评的内容进行标准化的设置，测评人员根据被测评人员的行为表现对其能力素质进行量化分析并进行评分。非结构化面试是由面试官提前准备统一面试问题，但不要求按照固定次序提问，且可讨论在面试过程中出现的需进一步调查的问题，是一种比较轻松和灵活的测评方法。

四是心理测验。心理测验是通过观察个人具有代表性的行为，依据确定的原则对于贯穿在个人行为活动中的心理特征进行推论和数量化分析的一种科学方法。常用的心理测验的工具有卡特尔16种性格因素测评量表（16PF量表）、艾森克人格测试问卷（EPQ）、霍兰德职业兴趣与价值观测评量表等。

五是评价中心。评价中心是运用多种评价技术，使用定性和定量相结合的方法来测评被测评人员的素质特征和发展潜力的过程。评价中心主要包括无领导小组讨论、管理游戏、角色扮演、公文筐测验等，其中无领导小组讨论和公文筐测验使用频率较高，都属于情景模拟的测评方法。无领导小组讨论是指在不指定领导者、被测评人员地位平等的情况下，让其对某一问题自由讨论，测评人员根据被测评人员在讨论中的角色和发言的内容等对其进行评价。公文筐测验指的是它赋予被测评人员某一角色，为其提供一些其拟应聘岗位中需要经常处理的公文或资料，要求被测评人员在规定时间内完成这些公文的处理工作。测评人员根据被测评人员的处理方式及处理结果，按照一定的评价标准，对被测评人员进行评价。

六是绩效考核。绩效考核测评法在组织中的运用比较普遍，它是组织人力资源管理的重要内容。通常分为目标管理法、360度反馈法、BSC考核法、KPI考核法和OKA考核法等。

3. 评价实施阶段

公平、公正、公开是评价实施的一般化原则。在胜任力评价的实施过程中要尽量做到客观化、标准化，保证收集到的评价数据资料能够平等、真实地反映出接受评价者的胜任力状况。评价实施过程中需要注意控制一些因素。

物理环境控制：指在实施测评时环境的噪声、照明、温度、湿度、工作相关性等物理特性。

过程控制：对不同个体实施评价的标准化流程，确保评价过程的一致性。

考官控制：要求考官对待不同的评价对象保持一致的态度并采用统一的评分标准。

以上三个因素是影响评价实施最大的混淆因素，每一个要素都可能影响最后的评价结果。在评价实施过程中，预案设计非常重要。

4. 分析汇报阶段

对评价结果的分析通常包括对评价结果的计分、统计和解释，而对评价结果的报告则通常分为团体报告和个体报告两种。评价的计分和统计方法往往是预先建立的，在评价实施过程中只要按照评价说明操作即可。一些已经计算机化的评价工具在计分和统计上则更为方便，它可以即时完成计分操作，也可以在评价结束后很快给出预设的统计结果报告。

5. 跟踪检验与反馈

对评价结果的跟踪检验和反馈具有积极的理论意义和实践意义。从理论上说，评价结果的跟踪检验，一般是通过跟踪被评价者的工作绩效以验证评价的结论，对胜任力评价方法的效度是很好的验证，从而为评价的程序和方法提供了重要的反馈，为修正和调整评价程序提供了经验性资料。从实践上看，对评价结果的跟踪检验，尤其是根据工作绩效对其评价结果的检验，可以给被评价者一个持续而客观地评估反馈，从而对其实施个性化管理和职业生涯发展提供有效的建议。

二、基于胜任力的人才评价案例

1. 主要背景

××医院既往在开展中层管理人员选拔评价时，主要是“在少数人中选人”，局限于某一学科内部的人员，遴选的人员基数较少，群众的参与程度不高。同时，在考核手段上主要基于过去的工作业绩，尤其是更多关注专业技术水平，而对考核对象的发展潜力和综合素质关注较少，造成选拔结果不尽如人意，部分选拔出的人员在新岗位上“水土不服”，或不能胜任科室管理的工作，或需要较长时间才能完成角色转换。

基于上述问题，××医院着眼于人才队伍的长远建设，开始建立科室领导的“人才后备库”，希望基于现代测评技术，引入第三方开展人才选拔测评，旨在通过这一过程，建立公平、公正、公开的选人机制，提高选人用人质量，形成医院较为科学的人才选拔新体系，为推动医院科学发展提供强有力的人才支撑。

2. 主要过程

第一步：构建拟选拔岗位胜任力模型。

基于胜任力模型的理论，通过工作分析、关键知情人访谈等方法，构建了××医院科室主任胜任力模型（图3-3）。该模型主要包含4个维度、12项胜任素质：个人特质维度包括业务能力、前瞻性和成就导向3项素质；行政能力维度包括重视秩序与质量、公平公正、团队建设3项素质；人文关怀维度包括尊重下属、关心下属、人才培养3项素质；人际关系维度包括冲突管理、沟通协调、关系建立3项素质。××医院对干部任用要求的四个方面是：政治素质好、业务素质高、管理能力强、身心素质好。该胜任力模型与要求的四个方面充分契合，并对要求进行了进一步的诠释和细化。

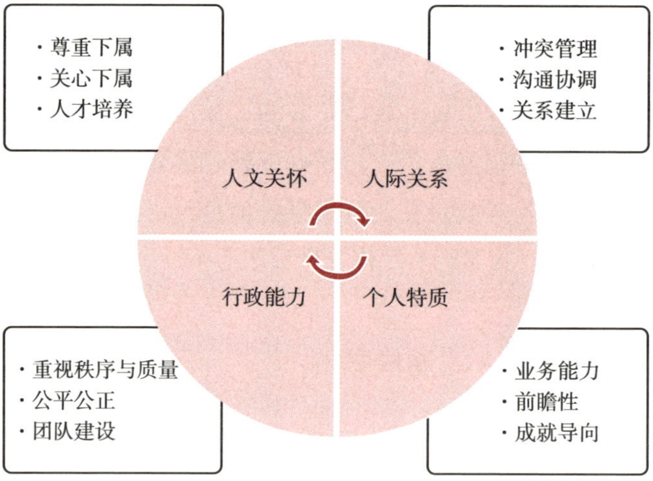

图3-3　××医院科室主任胜任力模型

第二步：遴选测评工具和方法。

基于上述胜任力模块，此次人才测评内容主要包括专业知识技能、心理特质和管理能力等三个方面，测评方法主要选择民主测评、心理测验、公文筐测验、结构化面试等。

（1）专业知识技能模块。考虑到已从事多年临床工作的医务人员，很难通过一次考试衡量其真实的专业技术水平。因此，在本次遴选中，专业知识技能模块的测量借助民主测评方式完成。民主测评环节，请候选人的上级、同级、下级等相关人员进行评价，评价内容包括医风医德、临床技能、人际关系等维度。

（2）心理特质模块。此次选拔力求能够遴选出身心健康、精力充沛、冷静理智、意志坚强、处事稳重、不畏困难、具有较强的心理适应和承受能力的候选人。本次遴选对候选人心理因素的测量主要采用心理健康测验和人格测验。

（3）管理能力模块。基于前述胜任力模型，本次遴选中对候选人管理能力的测试主要采用公文筐测验和结构化面试两种方式。其中，公文筐测验是选取科室主任日常工作中10个典型的工作样本，请候选人按照重要性和优先性排列10个事件的处理顺序，并给出解决方案，该环节采用人机对话考试形式。

第三步：遴选测评实施。

公开遴选过程分为四个阶段：个人报名、民主测评、综合考核和党委确定。为此，医院成立了以主要负责人为组长的公开遴选领导小组，并成立了公开遴选工作办公室，邀请相关领域知名专家组成了公开遴选专家考核组，加强公开遴选的组织领导和专业技术力量。

（1）设定候选人申报条件，在全院范围内对遴选工作开展宣传、组织报名和资格审查。

（2）民主测评。请候选人的上级、同级、下级等相关人员进行评价，评价内容包括医风医德、临床技能、人际关系等维度。测评总体优秀率低于70%的候选人，将不能进入后面的考核环节。

（3）基于胜任力的评价实施。具体包括公文筐测验、结构化面试和心理测试等手段。评价主体包括本院相关管理人员、其他医院相关管理人员、咨询领域专家等。

（4）综合考察、科学决策。医院党委参考遴选对象的考核成绩，在征求纪委意见的基础上，按照“德才兼备、以德为先，分类遴选、高分优先、综合衡量”的任用标准，综合考虑平常执行抗震救灾、卫勤演练等重大任务情况，择优确立后备人选，实现“能者上，平者让，庸者下”的公开遴选目标。

第四步：分析、汇报与追踪反馈。

本次基于胜任力的人才选拔评价，是基于既往医院人才选拔中存在的主要难点，在科学的人才评价体系的指导下，引入胜任力概念和现代测评技术，以岗位的实际要求和人才的潜能为考核点，重点开展业绩考核和潜力评估。业绩考核主要体现在民主测评、民主推荐和征求纪委意见等环节，而基于岗位胜任力的测评旨在评估人才的潜力潜能，党委商议决策阶段是对业绩和个人潜能综合分析的过程，更好地实现了对人才潜能和综合素质的评估，从而最大限度地实现了“人－岗位－组织”匹配。

公开遴选工作完成后，需要对此次评价结果进行跟踪检验。基于此，①开展结果反馈。基于测评结果，医院管理者或相关管理人员与测评对象进行面谈，以对方容易接受的方式，提示其优势和不足，表达积极认可并给出相关建议。②对测评对象进行跟踪评估。选拔结果是否科学准确，需要结合测评对象日后在工作岗位上的实际表现来评价，因此对测评对象绩效表现开展持续跟踪和评价，不断完善和调整测评方案。

第五节　胜任力评价方法

胜任力测评技术和评价方法涉及人员选聘的方法、整个系统的工作能力和水平等，在实践操作过程中，一般综合运用心理测验、面试、行为事件访谈法等。

一、问卷调查法

问卷调查法是以书面提出问题的方式搜集资料的一种研究方法。研究者将所要研究的问题编制成问题表格，以邮寄方式、当面作答或追踪访问方式填答，从而了解被调查者对某一现象或问题的看法和意见，包括资料收集、问卷设计、预测试、信度效度检验、抽样、发放正式问卷、回收问卷、数据分析、得出结论。侯亚非（1998）认为研究者通过统一设计问卷，收集被调查者信息的方法，可以用来测量被调查者的行为、态度和社会性格等。张晓琼（2011）和荆玲玲（2016）将问卷调查定义为，研究者使用统一设计的问卷对某一情况进行研究，寻求建议或收集数据的一种方法。风笑天（2018）认为问卷调查是直接系统地从某一社会群体中抽取样本，通过问卷方式收集数据，以分析和解释某一社会现象。因此，问卷调查可以归结为通过问卷收集被调查者的数据，并对结果进行分析与解释，以揭示某一现象或行为。

由于调查研究收集资料的工具都具有结构型、标准化和可以量化的特点，资料收集的方法就是填写登记表、调查表或问卷。按照问卷填答者的不同，可分为自填式问卷和代填式问卷。自填式问卷包括个别发送法、集中填答法、邮寄填答法和网络调查法。代填式问卷包括电话问卷与访问问卷调查。随着计算机技术和互联网的迅速发展，网络调查成为越来越多研究者采用的资料收集方式。每种问卷调查类型都有自己的优缺点、需求和局限性，因此研究者需要考虑不同类型问卷调查法的特殊性，根据研究需要选择合适的问卷调查类型以保证研究结果的可信度和有效性。

问卷调查法可以发挥自己独特的研究方式和方法，获得其他研究无法获得的信息和资料，如可对深层次的、特殊的、主观感觉的现象进行细致的描述和分析。无论是结合其他研究方式还是自己主导研究，其所获得的研究结果或者结论都应该是不可或缺的重要方面。多数情况下，其所需样本量很少，经费投入少、时间短、匿名性好，都是在非人为干预的“真实世界”进行，同时研究方法灵活，所需设备简单，研究结果更切合实际，也更注重人的生活质量等“软”指标。在社会学、心理学、教育学等领域广泛使用。正如英国社会学家莫泽称“十项社会调查中就有九项是采用问卷进行的”，问卷调查法在解决有关人员的行为和特质等问题中有无可比拟的优势。

1. 问卷调查法流程

一是提出问题及研究假设。在对调查课题进行文献梳理和经验观察的基础上提出研究假设或研究设想。研究假设或研究设想可以以研究框架的形式表现，大致反映命题之间或者概念之间的关系。

二是归纳调查指标。对研究假设或研究设想中的主要概念给予操作化定义，提出主要的调查项目及测量指标。

三是设计问卷内容。围绕调查指标编制合适的问题，设计问卷草案。答案要达到穷尽性和互斥性。一个问题如何提问，一个概念怎样理解，除了要理论上的规定之外，还应该符合经验事实。在有些研究中，尤其是研究者不太熟悉的领域，还需要经过一定的探索性工作。例如，通过观察、开座谈会、个别访谈等方法，收集调查对象对问题概念的理解，以及具体的表述方法、术语或俚语，甚至一个问题应该有多少个答案，怎样达到概念的穷尽性等。

四是确定问卷形式和结构。根据研究所采用的方式、统计分析的方法等因素决定问卷的形式和结构，将问题按一定的原则组合成一份问卷。安排答案的次序，在设计时一定要对答案的次序进行合理的设计和安排。大致来说，问题次序可以根据问题的内容、时间和类别进行安排，如果不是选择答案，而是开放性的填写性调查，还需要对答案进行区间处理。随后确定格式和版面，拟定问卷的初稿。

五是通过预调研进行修正。通过预调查，可以了解问卷草案中存在的问题。例如，被调查者是否明白问卷中的概念，会不会发生歧义。必须由被调查者回答的问题是否都得到回答了，未获得回答的问题所占的比率是多少，哪些问题特别不容易得到回答，问卷的长度和填答的时间是否会使调查对象感到厌烦，初步获得的资料是否符合原来的研究假设或研究设想等。

六是形成正式问卷。经过预调查后，可以把其中发现的问题集中起来，进行具体分析，并根据发现的问题对问卷进行修改。修改完毕即可用于正式调查。

七是正式调查。发放正式的问卷进行数据收集、统计分析并得出结论。

2. 问卷调查法的优缺点

（1）问卷调查法的优点主要包括以下几个方面。

一是问卷调查法调查结果容易量化。问卷调查是一种结构化的调查，其调查问题的表达形式、提问的顺序、答案的方式与方法都是固定的，而且是一种文字交流方式。因此，任何个人，无论是研究者，还是调查者都不可能把主观偏见代入调查研究之中。其调查的统计结果一般都能被量化出来。

二是节省人力、时间和经费。在研究者的时间、研究精力和财力上都具有极高的效率。通过对人群进行问卷调查，研究者可以在短时间内收集大量的数据。由于成本更低，更容易及时调整问卷设计上的不足，特别是电子问卷的形式，其数据直接使用数据库记录，以使问卷调查结果便于统计处理与分析。

三是调查范围广，涉及面全。问卷调查可以突破时空限制，在广阔范围内，对众多调查对象同时进行调查。无论研究者是否参与了调查，或者参与多少，都可以从问卷上了解被调查者的基本态度与行为。问卷调查可以周期的进行而不受调查研究者变更的影响，可以跟踪某些问题用户的变化。

四是匿名性。问卷调查还具有较大的间接性与很好的匿名性，可以在一定程度上增加结果的可信度。

（2）问卷调查法的缺点主要包括以下几个方面。

一是部分问题调查难度大。面向设计的问卷调查比较难，面向未来的调查（为设计进行的调查）很多时候需要了解用户的意图、动机和思维过程。问卷调查这类问题往往效果不佳，或者说问题设计比较难。而开放式的问题，回收质量、分析和统计等工作也会受影响。

二是问卷调查设计难。调查问卷的主体内容设计的好坏，将直接影响整个专项调查的价值。问题的设计需要大量的经验，不同的人针对同一个问题，尤其是面向思维的问题，设计问卷的差别可能会很大，因此对问卷的信度和效度的控制需要具有丰富的经验。

三是只能获得书面的社会信息。调查问卷主要获得书面反馈信息，而不能了解生动、具体的社会情况，问卷调查收集的答案往往比较简单和肤浅。问卷调查是一种用文字进行对话的方法，如果问题太多，被调查者会产生厌烦情绪。因此，一般的问卷都比较简短，得到的基本都是表面信息，也就不可能深入探讨某一问题及其原因。

四是环境因素不可控制。特别是采用邮寄问卷调查和网络调查，调查者不在现场，无法控制被调查者填答时候的环境，可能会造成结果的偏差。

五是问卷调查的回收率难以保证。问卷调查必须保证有一定的回收率，否则资料的代表性就会受到影响，回收率受问卷长度，问题难易程度，是否涉及隐私，参与调查获得回报多少等因素相关。另外，网络调查的回收率一般都不高，质量也难以保证。

3. 应用举例

新冠疫情发生后，为了解疾病预防控制机构人员的能力素质水平，有针对性提出能力提升策略，采用线上问卷形式，对全国部分从事疾病预防控制工作的专业人员开展关于疾控人员能力的现状调查。此轮意向调查共发放问卷2966份，填写率为100%，覆盖预防医学、临床医学等多学科背景，覆盖东部、中部、西部等各级别机构。

冰山模型提示，人的能力可以分为“知识–技能–属性”三个维度。该模型关注个体参与社会活动及胜任某一职业应具有的知识、能力体系，已在人力资源领域受到广泛的关注和应用。冰山模型理论将人的胜任力划分为“水平面以上”和“水平面以下”两部分，“水平面以上”即知识、技能，为外在表现，是容易了解与测量的显性能力和素质；“水平面以下”包括社会角色、自我认知、特质和动机等属性，是内在、难以测量的隐性能力和素质。基于该理论，本指标体系中一级维度将疾控人员的能力划分为知识、技能、属性三大部分。

（1）知识维度。考虑到疾病预防控制机构人员的特殊性，除了需要考虑其在校期间掌握的基础知识外，也需要重点关注作为入职门槛的公共卫生执业医师考试要求，关注考试要求掌握的核心医学相关理论，还需要把握其入职后，对标整个疾控中心的机构职能的需求，也就是疾控人员的知识与理论储备也需要持续更新。此外，面对我国新发、突发传染病频发的新局面与新形势，还需要将一些新的学科纳入其中。基于上述思路，“知识”部分共形成了“预防医学知识”“基础医学知识”“临床医学知识”“社会医学与卫生事业管理知识”共4个二级维度。

（2）技能维度。考虑到疾控人员需要完成的任务与解决的问题主要围绕现实的各项疾病预防控制工作展开，因此，在设计技能维度时，一是参考2022年国务院印发的《“十四五”国民健康规划》（国办发〔2022〕11号）和国家卫生健康委印发的《“十四五”卫生健康人才发展规划》（国卫人发〔2022〕27号）两份文件中对疾病预防控制的早期监测能力、智能预警能力、快速反应能力、高效处置能力、综合救治能力、病原学鉴定能力、疫情形势研判能力、现场流行病学调查能力、实验室检测能力9项能力建设提出了要求。因此，将上述9项能力纳入技能评价的二级维度。二是《中央编办关于中国疾病预防控制中心等单位划转国家疾控局管理的批复》提出国家疾病预防控制中心的主要职能包括疾病监测与控制、突发公共卫生应急、实验室检验、实验室管理、风险沟通、跨机构互动、决策支持、管理组织等职责要求，增加“实验室安全管理”“综合研判与决策”“多方协作”“沟通技能”4项能力纳入技能维度。三是有关专家强调要重点加强信息化和大数据应用能力及科研能力建设，据此将“大数据管理、分析、报告、决策技能”和“科学研究技能”2项能力纳入技能维度。

据此，基于目标导向，结合新时期疾控机构能力建设的重点内容和发展需求，提出疾控人员在承担疾病预防与控制工作任务中所需的技能维度包括早期监测能力、智能预警能力、快速反应能力、高效处置能力、综合救治能力、病原学鉴定能力、疫情形势研判能力、现场流行病学调查能力、实验室检测能力、实验室安全管理技能、综合研判与决策技能、多方协作技能、沟通技能、大数据管理分析报告决策技能和科学研究技能共计15项技能要求。

（3）属性维度。属性反映了一个人独特的个人特征，是遗传起源或通过生活经验的积累而获得。在麦克·利兰的“冰山模型”中，将不易测量，但又往往对个人的行为、表现起到决定性作用的能力归为属性一类，分为“自我概念”“社会角色”“特质”“动机”4个维度。

二、情景模拟法

情景，指情形、景象、场景，即事物呈现的样子、状况。模拟，又称模仿，指照着某种现成的样子学着做。情景模拟法是指根据被测评人员可能担任的职务，编制一套与该职务实际情况相似的测试项目，将被测评人员安排在模拟的、逼真的工作环境中，要求被测评人员处理可能出现的各种问题，用多种方法来测评其心理素质、潜在能力的一系列方法。考官对考生在情景中表现出来的行为进行观察记录，测评其素质潜能，看其是否能适应或胜任工作，是一种行为测试手段。

1. 情景模拟法的特点

针对性。由于模拟测试的环境是拟招岗位或近似拟招岗位的环境，测试内容又是拟招岗位的某项实际工作，因而具有较强的针对性。

直接性。模拟情境测试，不仅测试内容与拟招岗位业务有直接关系，而且使测评人员能够直接观察被测评人员的工作情况，直接了解被测评人员的基本素质及能力。

可信性。由于模拟测试接近实际，考察的重点是被测评人员分析和解决实际工作问题的能力，加之这种方式又便于观察了解被测评人员是否具备拟任岗位职务的素质，因此普遍反映模拟测试比笔试和其他面试形式更具可信性。

2. 情景模拟法的主要方法

情景模拟可以包括许多方法，但其主要的方法有公文处理测验、无领导小组讨论、管理游戏、角色扮演法、现场作业法等。

（1）公文处理测验。又称公文筐测验，在这种测评方式中，被测评人员将扮演组织中某一重要角色（一般是需要选拔的岗位）。然后把这一角色日常工作中常遇到的各种类型的公文经过编辑加工，设计成若干种公文（公文筐）等待被评价者处理。这些待处理的公文包括各部门送来的各种报告、上级下发的各种文件、相关的部门或业务单位发来的信函等，既有重大决策问题，也有日常琐碎小事。要求被测评人员对每一份文件都要作出处理，如写出处理或解决问题的意见、批示，或直接与部门的人员联系发布指示，等等。被测评人员应在规定的时间内把公文处理完。测评人员待被测评人员处理完后，应对其所处理的公文逐一进行检查，并根据事先拟定的标准进行评价。

（2）无领导小组讨论。无领导小组讨论是指数名被测评人员集中在一起就某一问题进行讨论。事前并不指定讨论会的主持人，测评人员则在一旁观察被测评人员的行为表现并作出评价的一种方法。讨论的题目内容往往是大众化的热门话题，即被测评人员熟悉的话题。避免偏僻或专业化，使每个被测评人员都有开口的机会，讨论主题呈中性，即没有绝对的对或错，这样就容易形成辩论的形势，以便被试者有机会更充分地显示才华。讨论的内容也可以是与拟聘岗位工作有关的内容。

（3）管理游戏。管理游戏中最常用的有两种，即小溪练习和建筑练习。在小溪练习中，给被测评人员一个滑轮及铁棒、木板、绳索等工具，要求他们把一根粗大的圆木和一块较大的岩石运到小溪另一边。这样的任务单靠个人的力量是无法完成的，必须通过所有人员的协作努力才能完成。通过这项练习，测评人员可以在客观的情景下，有效地观察被测评人员的领导特征、组织协调能力、合作精神、有效的智慧特征和社会关系特征等。建筑练习是一项个人练习，包括一名被测评人员和两个测评中心的辅助人员。这项练习要求被测评人员使用木材建造一个很大的木头结构的建筑。在练习中，有两个“农场工人”A和B，帮助被测评人员一起建造。这两个工人A和B是测评中心的辅助人员，就像许多社会心理学实验中的假设被测评人员一样，他们按照预定的目的和安排行事。A表现出被动和懒惰的特征，如果没有明确的指定命令，他就什么事也不干，B则表现好斗和鲁莽的特征，采用不现实和不正确的建造方法。A和B以各种方式干扰、批评被测评人员的想法和建造方案。该练习的目的是考察个人的领导能力，更重要的是研究被测评人员的情绪稳定状况。来自实践的一些研究报告表明，几乎没有一个被测评人员能圆满地完成建筑任务，其中许多人变得易痛苦和心烦意乱，有些人宁愿自己单独工作也不愿使用或理睬助手，有些人则放弃了这个练习，还有一些人在这种环境下则想尽量努力工作，把任务完成得更好。

（4）角色扮演法。事先向被测评人员提供一定的背景情况和角色说明，模拟时要求被测评人员以角色身份完成一定的活动或任务，如接待来访、主持会议、汇报工作等。这个测试项目可以采用以下两种形式进行：一种是上下级对话形式。模拟接待基层工作人员的情景，由被测评人员扮演上级，测评人员扮演下级，或向上级领导汇报或请示工作。这种模拟测试可采用主考人员与其对话，其余测评人员观察打分的方式进行。测试前应让被测评人员阅读有关材料，使其了解角色的背景和要求。测试主题可一个专业一题，需有一定难度和明晰评分标准，时间以每人半小时左右为宜。另一种是布置工作的测试。要求被测评人员在阅读一份上级文件或会议纪要后，以特定的身份，结合部门实际，对工作进行分工布置和安排，这一项目可以用个别测试的方式进行，测评人员一般为招考部门领导，在一定条件下测评人员可向被测评人员进行发难，以对其进行较深入的整体测评。最后依据评分标准分别评分。

（5）现场作业法。提供给被测评人员一定的数据和资料，在规定的时间内，要求被测评人员编制计划、设计图表、起草公文、计算结果等。普遍被应用的计算机操作、账目整理、公文筐测验都属于此类形式。

3. 情景模拟法的优缺点

情景模拟法的优点较为突出。在胜任力评价方面，表现出的特点包括信度和效度都比其他测评的方法更高、预测能力相较于其他方法都更为突出、使被测评人员进行了一次系统的模拟练习、提高了管理水平等。在胜任力培训教学方面，表现出的特点包括丰富了教学方式与教学手段，克服了传统教学容易脱节现实、针对性差的问题，可以激发学生的学习热情，使理论学习与实践训练进入一种良性循环互动过程。有利于领导或管理者发现存在的问题，及时调整自己的管理方针政策，提高效率。有利于不断更新教学内容，必须解答学生学习过程中发生的新问题，促使教师所教内容的时效性更强。营造了让学生自觉探索知识、发现知识的氛围，有利于提高学习的积极性。此外，传统的教学方法往往注重理论知识的传授，对学生综合素质的培养不够，情景模拟法则可通过设置不同的场景，让学生全面训练，提高学生的应变能力和综合素质。

情景模拟法的缺点主要包括以下几个方面：时间较长，设计工作一般在1个月以上，主试培训一般在3～5天，有时达到2周左右；组织实施一般是1～3天；费用比较高；需要有专家指导等。

4. 应用举例

（1）情景模拟教学。情景模拟教学是一种旨在为学生营造真实感的教学方法，在情感上可以得到直接的体验，学生通过演绎角色等来进行操作，可以丰富思维，提高理论和实践水平。目前情景模拟法普遍运用于各类教学中，如语文、英语、美术、生物等学科教学，以及医护人员的专业教育培训等。教师依据教学内容，通过设定特殊场景，对学生的身份进行假设，模拟现实中该场景该身份的人可能会面临的任务和挑战，要求学生对问题进行解决。在临床教学活动中，进行情景模拟教学可以使医学专业实习生认识临床医学诊疗干预的实施与相关医学理论之间的差距，促使医学专业实习生将在学校中学到的相关知识与实际情况相联系，继而在巩固学生基础理论知识的同时提高学生实践能力，逐渐提升自身临床应急处理能力与医学专业实习生的临床操作技能，使自身逐渐符合临床需求。

宋梅等人提出情景模拟法是通过实物显示、角色扮演、实验操作等多种手段，将认知与情感、形象思维与抽象思维结合起来，发挥教学中学生的积极性和主动性，改变原来被动学习的一种教学方法。尹子民、孙辉等人指出情景模拟法是让学生围绕某个问题模拟某个场景，然后讨论表演，以此引导学生共同探求对人和事物的情感、态度、价值取向和问题解决策略，帮助学生形成处理问题的恰当方法和技巧。

陈莉的研究将“以学生为主体”的情景模拟教学法引入中职护理专业的实践教学。探索在实践教学中如何有效实施情景模拟教学法，以突破实践教学的传统方法，为中职护理专业实践教学改革开辟了新路径。

（2）护理人员日常带教和培训。情景模拟法还广泛运用于手术室护士带教培训、全科医师规范化培训、红十字会急救知识培训等中，对于提高广大医护人员的急救技能、临床思维能力、安全意识、沟通能力及自主学习的能力具有极大帮助，也为急救领域的培训提供了十分有效的方法。例如，邵婷婷等人将情景模拟结合以问题为导向的学习（problem-based learning，PBL）教学法应用于全科医师规范化培训中，总结出模拟教学教育的优势在于让培训者反复多次地练习，对实验对象没有任何创伤，而且高端仿真模型可以克服患者资源的局限，不受时间和场地的限制，有利于培养其自学能力、独立思考能力和表达能力等。改变以教师讲课为主的教学方式，强调以全科医师为主，对于培养其独立发现问题、分析问题和解决问题的能力起着重要的作用。护理查房是一种能够体现护理学生综合能力的教学方法，但是传统的护理查房，只是简单地文字叙述，不够形象、直观，也不能给学生留下深刻的印象。但是情景模拟式护理查房，能够借助环境氛围、动作表演等创造一种类似护士工作的场景，有助于护理学生从整体上感知和把握学习内容，锻炼护士的综合能力，缩短从理论到临床实践的适应期。

（3）面试等考核评价。情景模拟法在面试时也被作为一种行为测试手段被广泛应用，面试官往往是根据应聘人员可能从事的工作设置测试题，所以也被称为“实地”测试。面试官将为被测评人员提供一种有代表性的模拟情况，需要被测评人员完成应聘岗位上的典型任务，然后对其工作质量进行分析。

参考文献

[1] BARBARA LERNER. The minimum competence testing movement [J]. American Psychologist, 1981, 3(10): 1057-1066.

[2] 时勘，侯彤妹．关键事件访谈的方法 [J]．中外管理导报，2002（3）：52-55.

[3] GENE BOCKNEK. Extending masterpasqua's competence paradigm [J]. American Psychologist, 1990(10): 1176.

[4] 侯亚非，沙颂，噶日达，等．社会调查研究原理与方法 [M]．北京：华文出版社，1998.

[5] 张晓琼．社会调查研究方法教程 [M]．济南：山东人民出版社，2011.

[6] 荆玲玲．社会研究方法 [M]．哈尔滨：哈尔滨工程大学出版社，2016.

[7] 风笑天．社会学研究方法 [M]．5版．北京：中国人民大学出版社，2018.

[8] 张晗．问卷调查法在初中思想品德课教学中的应用研究 [D]．济南：山东师范大学，2013.

[9] 杨烨．体育科学研究方法 [M]．北京：北京体育大学出版社，2013.

[10] C. A. MOSER, G. KALTON. Survey Methods in Social Investigation [M]. London, Heinemann, 1971.

[11] 宋梅，周晓丽，荆亚茹，等．情景模拟法在内科护理学中的应用与评价 [J]．实用医技杂志．2006，13（14）：2389-2390.

[12] 尹子民，孙辉，魏颖辉．情景模拟教学法的初探 [J]．辽宁工业大学学报，2009（3）：91.

[13] 陈莉．情境模拟法在中职护理专业实践教学中的应用研究 [D]．长沙：湖南师范大学，2015.

[14] 邵婷婷，芮娜，朱怀刚，等．情景模拟辅以PBL教学法在全科医师规范化培训中的应用 [J]．教育教学论坛，2019（29）：201-203.

第四章　胜任力建设的实践应用

胜任力建设是提高管理水平、提升管理效率的重要基础性工作，意味着在人力资源管理、文化建设、行业作风建设过程中，需要将胜任力建设作为重要工作内容。首先，胜任力建设在人力资源管理中具有十分重要的地位，在开展工作分析、岗位分析、人力配置分析、人员能力诊断过程中，为配置合适的人力、实现工作目标，胜任力既是上述相关工作的目标，也是开展上述工作的方法。其次，胜任力建设也是文化建设的重要内容和手段，在物质文化、制度文化、行为文化、精神文化等建设过程中，需要将相关的政治素养、文化核心要素、服务意识、相互关爱协同等基本要素，纳入胜任力建设，才能实现相互促进、协调发展，进而实现组织发展目标。最后，胜任力建设与职业道德素养提升也是相辅相成、互相促进的关系，社会道德、职业道德是胜任力建设的基本要素、重要内容，胜任力建设过程中，同样需要结合职业道德建设、社会主义核心价值观培养等，将其纳入胜任力建设的核心内容。本章重点以医疗行业为例，介绍胜任力建设的多个应用场景。

第一节　胜任力建设与人力资源管理

党的二十大报告提出，深入实施人才强国战略，培养造就大批德才兼备的高素质人才，是国家和民族长远发展大计。从宏观上讲，需要牢固确立人才引领发展的战略地位，强化人才资源是第一资源的理念，不断加大人才培养力度，持续提高各类人才的创新能力，为我国经济社会发展提供源源不断的动力。从微观上讲，人力资源管理强调配置合格的人才、调动人员的积极性和主动性，更加强调管理机制和措施的精准性和有效性，运用适宜的理论和方法，提高人力创造价值和产出的能力，从而实现管理目标、机构目标乃至行业的发展目标。胜任力管理作为一门新兴专业研究领域，日益成为人力资源管理的重要理论和实践工具，在实际工作中发挥越来越大的作用。

一、胜任力在人力资源管理中的重要地位

自古以来我国就十分重视人力资源管理工作，特别是准确地评估人才，了解人才的基本特征和能力，是管理工作的重中之重。胜任力理论自从20世纪90年代末进入中国后，经过几十年的蓬勃发展，已经成为优秀企业人力资源管理体系建设的核心。胜任力研究是当代心理学、人力资源管理学等学科领域的研究热点。

1. 知人善任自古以来就受到重视

人力资源管理的核心是“知人善任”。“善任”的前提是“知人”，而“知人”是最困难的。常言道“知人知面不知心”。《尚书》称“知人则哲，能官人”，指只有聪明睿智的人，才能了解别人，才能用人得当。刘劭在《人物志》中写道：“夫圣贤之所美，莫美乎聪明；聪明之所贵，莫贵乎知人。知人诚智，则众材得其序，而庶绩之业兴矣。”诸葛亮说过：“夫知人之性，莫难察焉。美恶既殊，情貌不一，有温良而为诈者，有外恭而内欺者，有外勇而内怯者，有尽力而不忠者”。从而可以看出，充分了解一个人的内心和能力，往往非常困难，需要运用正确的方法。

2. “九观”“七焉”知人用人

中国古代有“伯乐相马”的故事，现代的确也有“伯乐”发现人才、推荐人才的事迹，但如果没有科学的制度和方法，人们就会感慨“千里马常有，而伯乐不常有”。在中国古代，基本上采用“察言观色”的办法识别人才。孔子就有“九观”法：故君子远使之而观其忠，近使之而观其敬，烦使之而观其能，猝然问焉而观其知，急与之期而观其信，委之以财而观其仁，告之以危而观其节，醉之以酒而观其侧，杂之以处而观其色。九征至，不肖人得矣。诸葛亮提出，“然知人之道有七焉，一曰：问之以是非而观其志；二曰：穷之以辞辩而观其变；三曰：咨之以计谋而观其识；四曰：告之以祸难而观其勇；五曰：醉之以酒而观其性；六曰：临之以利而观其廉；七曰：期之以事而观其信”。可以看出，我国古代便形成了评估人员能力的基本思想和方法。

3. 胜任力管理是人力资源管理的工作重点

人力资源是企业最重要的资源，是核心竞争力的根本。时代发展到今天，我们已不能满足于“察言观色”“九观七焉”的知人办法，而要采用更科学的测评方法。要有效地开发人力资源，提高企业的核心竞争力，就必须珍惜人才、尊重人才、选拔人才、培养人才、爱护人才、保护人才，做到人尽其才、才尽其用。采用科学的方法进行人才测评，可以使人才的选拔机制更加公开透明，更加公平有效，保证真正优秀的人才脱颖而出。“我劝天公重抖擞，不拘一格降人才”这美好的愿望就能成为现实。按照人力资源管理的基本理论，人力资源管理的重要工作是招聘合格的人才、不断提高专业技术人员的能力，胜任力成为人力资源管理的重要工作方向，是人力资源管理的核心任务之一。

4. 胜任力管理成为重要的人力资源管理工具

20世纪90年代，胜任力研究进一步得到了学术界的认可。目前，胜任力模型在企业组织管理活动中的使用越来越多，并从一个培训需求识别辅助工具，逐渐发展成一项目标明确的开发性活动。胜任力模型是一个极其重要的工作发展体系，正迅速成为工作发展、评价和业绩管理的标准。

20世纪70年代初，以McClelland为首的研究小组，在探讨卓越工作绩效的原因时，引发了一场以McClelland于1973年发表的《测量胜任力而非智力》一文为标志的“胜任力运动”（competency movement）。此后，胜任力的理论研究和实际应用随即风靡整个企业界，并延伸和扩展到人类服务工作、专业技术等领域。据相关资料统计，世界前500强企业中已有过半数的企业在使用胜任力模型。

二、胜任力在人力资源管理中的应用实践

中国是全世界人力资源最丰富的国家，要从人力资源大国逐步转变为人力资本强国，首先必须发现人才。

1. 开展工作分析以明确人员的工作要求

工作分析（或称职务分析、岗位分析等），是指对组织的各项工作职务的特征、规范、要求、流程，以及完成此项工作任职者的技能、责任和知识要求进行描述的过程。

在人力资源管理的每一个环节，包括人力资源规划、招聘、培训、绩效评

价、薪酬制度等方面，工作分析都起了基础性作用。如在人力资源规划方面，规划者要分析一个组织对人力资源的需求，就必须要获得相关各种工作对知识、技能、能力所要求的信息，而工作分析就能提供这一方面的信息。又如在招聘方面，如果招聘者不知道胜任某项工作所必需的资格和条件，那么员工的招聘和甄选就是盲目的，通过工作分析，就可以提供这方面的信息。

工作分析主要涉及两个方面内容：一是工作职位的研究，即研究每一个工作职位的设置目的，所承担的工作职责、工作任务、权利、隶属关系及工作条件等，其结果以工作说明书和工作规范的形式呈现。二是任职资格的研究，即研究能胜任该项工作的任职者必须具备的条件和资格，如工作经验、知识、能力、身体条件、特殊技能及心理素质等特征。

工作分析要在工作职位已经明确的前提下才能做。如果组织结构比较混乱或是正在机构改革过程中，许多工作职位还未确定的话，一定要在组织结构和工作岗位确定后，再进行工作分析。否则，所获得的信息对企业就没有什么价值。

工作分析的目的是使现有的工作内容和工作要求更加明确合理，以便制定切合实际的管理制度和管理机制，调动员工的积极性。在一个组织中，工作分析就是为了解决以下几个重要问题。

（1）员工完成什么样的工作？有哪些具体内容？

（2）工作将在什么时候完成？

（3）工作将在哪里完成？

（4）员工如何完成此项工作？

（5）为什么要完成此项工作？

（6）执行工作需要哪些条件？

在以下三种情况下组织需要进行工作分析。

（1）当新组织建立，工作分析首次被正式引进时。

（2）当新的工作产生时。

（3）当工作由于新技术、新方法、新工艺或新系统的产生而发生重要变化时。在工作性质发生变化时，最需要进行工作分析。

现在，由于市场变化迅速，机构不断进行职位调整。在新的工作产生的同时，旧工作被重新设计或消除。以前进行的工作分析很可能包含了不准确的数据，许多原有的文档会变得不再适用，需要重新进行工作分析。常有一些企业的管理者认为工作分析是多此一举，浪费资源。从表面上看，问题是出在工作分析方面，因为工作分析的结果落后于市场的变化，已经不适用了。但究其原因，在工作分析开始之前，错误就已经开始了，因为工作分析的导向只是目前的工作岗位的说明。这并非工作分析这个过程的错误，错误的根源在于最重要的企业战略问题没有真正落实到工作分析的过程中，只是目前各职位的说明。所以，在工作分析的初期，必须对企业的战略做短期或长期的定位，把战略目标做一一的分解，形成部门的战略目标，部门主管在此基础上，再将其深入分解成员工的职位描述书和任职说明书。在分解过程中，需要各个环节间不断地沟通。只有把分解后的职位描述书和任职说明书与员工的工作状况进行比对，并循环修订，才能产生好的工作分析的结果。

开展工作分析具有重要意义，一是使组织可以更合理地使用员工，避免员工使用过程中的盲目性。组织通过工作分析，能清楚掌握每个职务的工作职责和要求、员工应具备的基本条件，这样在安排员工时，就可以根据每个员工的实际情况做出合理安排，从而把员工安排在最合适的岗位上，最大限度地发挥每个员工的工作积极性和潜力。二是使组织中每个人的职责分明，分工明确从而提高工作效率。通过工作分析，组织中每一位员工的职责明确，有助于提高个人和部门的工作效率与和谐性，避免工作重叠、劳动重复等现象。

2. 开展岗位胜任力配置分析以合理安排人才

通过人才测评，可以为合理配置人才提供科学依据。因为人才不仅有能力的差异，而且有性格、气质、动机、兴趣等方面的差异，所以，要把最合适的人才放在最适当的岗位上，必须采用科学的人才测评方法，发挥人才优势，扬长避短。尽管我们可以长期观察、深入了解人的能力和品德，即所谓“路遥知马力，日久见人心”，但是长期观察耗费时间久，代价大，成本高，而且可能存在很多变量，容易埋没人才。所以，我们应该采用科学的方法，及时识别人才。

甄选是员工招聘的关键环节，要根据一定的条件、标准，运用科学的方法和手段，对应聘者进行严格的审查、比较和选择，才能发现和获得组织需要的员工。甄选的过程一般包括对所有应聘者的情况进行初步审查、知识与心理素质测试、面试，以确定最终的录用者。

初选就是对提出求职申请的人员进行初步的挑选，它包括资格审查和筛选。资格审查是对应聘者是否符合职位的基本要求的一种审查，人力资源管理部门通过审阅应聘者的个人资料和应聘申请表对应聘者进行审查，资格审查通过者可由用人部门进一步挑选，用人部门通过对比应聘者应聘申请表上的相关资料，或初步与应聘者进行短时间的面谈，以观察了解应征者的外表、谈吐、教育水平、工作经验、技能和兴趣等，挑选出较为优秀的应聘者参加下一轮测试。

3. 开展胜任力诊断分析以有效培养人才

通过人才测评，可以为培养人才、提高培训效率提供科学依据。因为任何人才总是有自己的“短板”，如果能够根据各自不同的情况设计培训规划，就能“量体裁衣”“对症下药”“有的放矢”，需要什么培训什么，使培训效果立竿见影，大大提高培训的“投资回报率”。

4. 基于胜任力鉴定分析指导人才发展

通过人才测评，可以更加有效地进行职业生涯规划。“人贵有自知之明”，这说明我们对自己其实不一定很了解。自己到底有什么优势、有什么劣势，应该怎样发展才是理想的选择，这些问题需要有人来指点迷津。如果我们通过SWOT分析，认识到自己的优势、劣势、挑战和机会，就可以更有效地规划人生，同时把自己的理想与时代的发展结合起来，与行业和机构的战略目标结合起来。

第二节　胜任力建设与文化建设

文化自信是最基本、最深沉、最持久的力量。文化自信是一个民族、一个国家、一个政党对自身文化理想、文化价值的高度信心，对自身文化生命力、创造力的高度信心。通过胜任力建设，扩大机构的文化影响力，激发机构可持续发展的强大动力，是机构文化建设的重要内容。

一、胜任力在文化建设中的重要地位

文化指在一定经济社会背景下，在长期的发展过程中，逐步形成和发育起来的、日趋稳定的、独特的价值观和精神，以及以此为核心而生成的道德规范、行为准则、理想信念、传统做法等，并在此基础上生成的意识、理念、战略等。文化是机构和组织的灵魂，作为一种柔性的生产力，或称软实力，越来越受到人们的重视。国内外许多管理实践中，特别强调机构和组织的文化建设。胜任力建设与文化建设相互促进、相互协调，可以通过文化建设提高胜任力水平，增强员工的忠诚度和向心力等，改善管理效能，胜任力建设同样可以提高文化建设成效，

提高机构服务质量和产业效率等。

1. 胜任力在物质文化建设中的作用

物质文化元素，包括文化设施、环境、设施设备等。物质文化是机构文化实力以物质载体的形式体现，是塑造机构良好形象的物质保证。在推进机构物质文化因素建设过程中，胜任力因素、推进相关人员具备物质文化建设的能力非常重要。

胜任力建设与文化设施建设存在较为密切的联系，是机构最直接、最外显的物质载体。如机构的历史馆、图书馆等。在胜任力建设过程中，提高员工对机构文化的理解和认同，是胜任力建设的重要内容。在这个过程中，机构员工通过对文化设施的了解、学习、互动等，可以更加清晰地掌握机构文化的内涵，有效掌握机构文化的发展历程、现实要素、核心观点等，将文化内涵进行自我转化和升华，形成个人独特的理解。进而，胜任力的建设过程，也可以转变为文化设施的创造和改进过程，员工可以积极参与文化设施的建设，形成具有新时代特征，又能体现个人特色的文化设施。对于卫生经济管理人员，可以将业务工作中的相关物质载体，转变为文化设施建设的一部分，将严谨、认真、细致的工作文化转变为文化设施，如细致、明晰的财务账本等，形成具有专业特色的文化设施，供专业人员学习和借鉴。从整个过程来看，胜任力的建设与业务工作、文化设施的建设融合，胜任力建设和文化建设相互促进、融合发展，将产生更加全面深刻的影响。

胜任力建设与文化环境建设存在较为密切的联系。文化环境主要指与业务相关的各种物质设施、建筑、个性标志、象征物、空间机构布局等。作为文化要素的物质表现，机构标志物、空间布局等方面的表现，体现了机构的文化。例如，古老的建筑风格和风貌，可以充分表现悠久的文化历史，展现对历史文化的认可和传承。机构空间布局、相关服务设施、便民利民设施等，可以展现对员工、服务对象的关心和关怀，形成一种博爱的文化。机构的装修风格可以展现对某种精神的崇拜与向往，如营造积极向上、努力奋进的机构文化，或是温馨从容、休闲快乐的工作文化等。在推进胜任力建设过程中，对机构文化环境的理解、认可等，也是胜任力建设的重要内容。在人力培训、选拔过程中，需要对文化环境进行深入的阐释，说明文化环境的重要内涵、内在精神，进而可以更好地提高对机构的认可程度。胜任力建设也可以将文化环境的建设融入人力培训和能力建设，充分利用不同专业人员的才能，推进机构文化环境、专业设施的改造，进一步推动文化环境的建设。

胜任力建设与技术设备的利用密切相关。技术设施设备是机构物质文化的重要组成部分和载体，员工可以凭借先进的设施设备，大幅提高工作效率，从而创造出更多的服务和产品。机构的服务能力、生产能力，与机构的先进的技术设施和设备密不可分。在推进设施设备的充分利用方面，员工的技术能力是最重要的关键因素，也是胜任力建设的最主要的内容。胜任力建设过程中，对于先进的技术设备的掌握水平，是胜任力评价、培训中的主要内容。只有掌握了专业技术、能充分利用各种专业技术设施设备，才能具备从事专业工作的基本能力。从这个角度看，通过胜任力建设，提高专业能力，特别是专业设施设备的利用能力，有利于提高服务能力和生产效率，从而实现技术设备的高效利用。胜任力建设需要重点关注业务技术人员对新的设施、设备、技术的掌握程度、利用能力等，通过胜任力培训，人员技术能力的提高，相应提高设施设备的利用水平、配置水平也会相应提高，实现相互促进、协调发展的局面。

2. 胜任力在制度文化建设中的作用

制度文化包括管理体制、组织结构、政策法规、规章制度、工作守则及管理目标等，它是机构价值观、道德规范、行为准则的具体反应，也是科学化、民主化集中管理的集中表现。胜任力建设对形成相应的制度文化具有十分重要的作用。

胜任力建设在领导体制建设中发挥着重要作用。机构及组织的领导方式、领导结构、领导制度等，是制度文化的基本要素。领导制度是机构制度文化的核心内容，受到文化、生产力等多种因素的影响，同时，领导制度影响组织机构的文化，卓越的制度文化，应着眼于建立协调、顺畅、高效的领导体制。领导力是胜任力中的基本要素和重要内容，是对主要管理人员的基本要求。其中规划能力、决策能力、协调能力、应变能力等，均是领导力的基本要求，同时，与下属的关系、团结同事、调动积极性等方面，均是领导力的基本的组成要素。从这个角度看，推进胜任力建设，强化领导力建设，对于推动组织机构建设良好的领导制度、改进领导方式、完善领导结构，均会产生积极的影响。胜任力的相关要求，提出了领导力的具体指标和内容，将会对组织机构按照最新的管理理论和知识，完善相关领导制度产生积极的影响。

胜任力建设对于完善组织管理体系发挥着重要作用。机构的组织管理体系，是制度文化的重要表现形式和载体。从整体上看，机构的组织管理体系随着信息技术的应用、管理人员技术能力的提高，呈现扁平化的趋势。同一管理人员的管理范围、职责范围、管理的业务数量等，可以根据其胜任力情况相应增加。由此可以看出，组织机构的管理体系建设，与管理人员的胜任力建设密切相关。加强管理人员的胜任力培训，提高管理人员对相关技术、技能的掌握程度，有利于加强组织机构的管理体系建设，实现精简、高效的目的。同时，通过胜任力的评价，可以有效评估管理人员具备的管理能力和技能，发现相关人员的短板和不足，有利于将相关人员配置到合适的岗位，明确管理能力培训的重要性，对于加强组织机构的管理体系建设具有重要作用。

胜任力建设对于完善组织机构的管理制度发挥着重要作用。管理制度是为实现组织机构的发展目标而制定的带有强制性、保障一定权力的各项规定或条例。组织机构的管理制度是机构文化的重要体现形式，是固定下来、具有一定强制性的文化载体。制度文化的“规范性”是一种来自员工自身以外的、带有强制性的约束，它规范着每一个人，同时，组织机构的员工总是在一定的战略目标下，不断完善和改革组织机构的各项制度。胜任力的组成要素中，加强对机构的组织管理也是重要的要求之一，特别是在组织机构的规范化管理过程中，不断为机构的制度建设提供建议、努力制定与发展阶段相适应的制度等，也是胜任力的重要组成要素和基本表现。如今经济社会发展环境深刻变化，需要根据最新的发展理念、时代要求，不断制定新的管理制度，融合新的管理理念，这是员工提高胜任力的重要方面，需要在完善自身管理技能的基础上，进一步将成熟的理念和经验，贯彻落实到所在的组织机构中，其中将其转化为机构的管理制度是重要的表现形式，也是管理人员必须具备的基本技能。

3. 胜任力在行为文化建设中的作用

行为文化指组织机构员工在实践过程中，践行组织机构理念、实现战略目标、提供服务或开展生产活动中的表现和特征等，具体可以表现为员工的服务水平、言行举止、穿着装束、精神风貌、风度气质等，具体可以划分为不同类别的人员的不同活动行为表现出来的文化特征等。胜任力的最终表现是行为活动，评估胜任力的基本方法包括对活动行为的观察和评估，是胜任力评价的基本方法。胜任力建设的最主要目的也是改变员工的行为，使之符合岗位需求、工作要求、质量规范及组织机构的发展目标等。在推进行为文化建设过程中，胜任力培训可以在各个层面发挥作用。

对于建立良好的领导者行为，在胜任力培训或人才选拔过程中，需要注重领导者的创新能力，提高其想象力，促进其了解行业最新发展动态、创新前沿，能够根据最新的发展趋势及自身特点，提出更多改革建议，提高整个组织机构的发展活力和动力；注重提高领导者的判断能力，帮助其掌握科学的决策方法、规划方法、思维方式等，使其能在复杂的情况下，作出科学准确的判断和预测，领导组织机构沿着正确的方向发展；注意提高领导人员的意志和品格，结合优秀传统文化及革命时代的奋斗精神，培养艰苦奋斗、敢于斗争、敢于胜利的精神，增强其奉献意识、廉洁意识、自律意识等，形成风清气正的领导氛围、团结向上的组织机构发展态势等。

对于建立良好的员工行为，胜任力培训或者人才选拔需要注重员工向心力，提高对组织机构的忠诚度和信任度，促进员工自觉维护机构形象和利益，努力提高机构的影响力和号召力，激发员工为组织机构的发展做出更多更大的实际贡献。需要注重个人发展目标与团队、机构发展目标的融合，促进员工结合组织机构的发展目标，制定自己的职业发展规划，从而形成个人发展与机构发展的合力，更好地实现多方发展目标；注重员工的奋斗精神，形成积极向上的人生态度，避免得过且过、平庸处事，推动形成有活力、有激情、有干劲的工作氛围，全面调动所有人的积极性促进组织机构业务工作开展、生产效率提高、各项事业的全面发展等。

对于模范人物的行为，是组织机构文化、基本价值观的人格化，是员工学习和模仿的榜样。胜任力培训或人才选拔需要注重模范员工平时的言行和举动，做好表率和带头作用，成为整个机构学习和奋斗的榜样；注意模范人物的表述、沟通能力的提高，充分利用模范人物个人的亲口表述、现场交流等，向员工传递模范人物的真实奋斗过程、真实阅历感受、真实行为方式等，让更多的人感受到成功可以通过自身的奋斗获得、在平时的点滴积累中奠定基础，以及持续不断的努力中得到认可等。

4. 胜任力在精神文化建设中的作用

精神层面的组织机构文化是文化体系的核心和灵魂，是在一定的文化背景下、在长期的实践中形成的全体员工的价值观、群体意识、基本观念、主要观点等意识形态的总和。胜任力培训的重要内容就是对组织机构的精神文化内涵的阐释、传递和践行，是将组织精神转化为员工具体行为的整个过程，从而实现组织机构发展目标。

在胜任力培训过程中，需要强化对组织机构基本价值观的培训。机构价值观是员工对机构存在和发展基本目的的认识和评价，是各项活动的理想追求和判断标准。医疗服务行业具有特殊性，是满足人民群众基本健康需求、保障生命安全的行业，最突出的特征是关心生命、爱护生命、救死扶伤、人本主义等。作为医疗机构，其基本价值观也应在此基础上，不断强化具有自身特点的价值体系的构建，并以价值观作为组织机构行为发展的基本准则和判定标准。胜任力培训过程中，可以不断强化对组织机构基本价值观的传承和强化，使之成为每个人的基本追求、行为准则和判定标准。

在胜任力培训过程中，需要进一步强化对行业精神、机构精神的传递和培训。传统医疗服务精神、职业精神、机构精神等，是从业人员的群体意识、内心态度、思想境界的总和，发挥着引导群体心理发展趋势、形成心理定式、主导意识、精神支柱的作用，能够形成强大的向心力，调动人员的主观能动性。习近平总书记提出的医务人员“敬佑生命、救死扶伤、甘于奉献、大爱无疆”的职业精神，阐释了医疗从业人员的基本精神追求和发展目标。科学家精神是科研工作者不断创新、努力奉献、培养新人等方面的集中体现。胜任力培训可以将这些精神层面的先进事迹和先进典型作为培训重点，努力促进每个人掌握职业、机构的精神实质和内涵，促进每个人将践行职业精神、机构精神作为自身追求的崇高目标。

在胜任力培训过程中，需要进一步将基本的职业道德、处世哲学等方面的内容作为重点内容，予以阐释和传递。道德是调整社会关系的行为规范的总和。医疗行业的职业道德建设极为重要，特别是作为一种高技术、高专业性的工作，行业监督的作用相对有限，需要特别注意提高职业道德，强化自我监督、自我管理意识。在胜任力培训过程中，需要强化医疗行业职业道德建设，推进行业作风建设，形成积极向上的作风。需要强化医疗行业的马克思主义的世界观、方法论的阐释，促进从业人员在处理人与人、人与物的关系上，形成具有普遍认可的基本观点和方法，包括坚持以人为中心、以人民健康为中心、尊重患者、敬佑生命等基本的方法和观点。对于财务人员，需要坚持认真负责、精益求精、细致谨慎的工作态度和方法，促进组织能够形成积极向上、民主和谐的工作风尚和氛围。

5. 胜任力在推进文化要素协调发展中的作用

物质文化、制度文化、精神文化和行为文化在医院文化结构中处于不同的层次，发挥着不同的作用。四者之间也互相影响，互相作用，互相促进。胜任力建设在推进文化建设过程中，发挥着关键和纽带作用，只有将文化建设的各个要素、各项要求贯彻落实到胜任力培训的各个环节、各个角落，才能促进文化建设的各个方面落实到位。

物质文化是基础，是其他层次文化的基石，是文化实力的物质体现。通过胜任力建设，可以将物质文化的深刻内涵、基本理念、实践要求等，传递转化为员工的内心追求和基本标准。同时，员工胜任力的提高，对物质文化的认可，能进一步推动物质文化的丰富和发展，创造更多的实体化展现形式，丰富物质文化形式和内容。

制度文化对其他层次文化具有约束、保障、监督作用，最终形成员工的文化自觉。胜任力建设在推进制度文化建设方面，可以进一步强化组织机构对制度建设的重视程度，推动形成科学的组织管理体系，实现机构发展的规范化、持续化，提高管理的科学性，促进管理效率进一步转化为生产效率，推动机构实现既定的战略目标。

精神文化是机构文化的灵魂，是物质文化、制度文化等各个方面的集中凝练和聚焦，是其他文化建设的基本指导和关键要求。从其基本性质看，具有宏观性、全面性、指导性等特点，倡导追求更加高尚的目标。胜任力建设需要以精神文化为统领，将其转化为具体的制度规范、物质文化形态等，进而形成具体的行为指导规划、工作技术规范、职业发展指导等，从而对个人的行为产生影响，协调个人贯彻落实物质文化、制度文化、精神文化建设的各方面的要求。

行为文化是通过精神文化的引领、制度文化塑造而逐渐形成的文明习惯和良好形象。胜任力建设的最终目标是实现员工行为的转变、技能的提高、意识的增强，在整个行为过程中，按照物质文化的熏陶、精神文化的内涵、制度文化的要求等开展相关的活动，是整个文化建设成效的外在表现与核心要求，成为架起文化建设和机构发展桥梁的基本纽带，是强化不同文化建设之间关系的主要载体。

总体来看，文化建设的各个方面，均可以通过胜任力建设的形式，充分调动所有员工的积极性，进而使文化建设的各个方面成为有机整体，相互促进，协调发展。

二、胜任力管理和文化建设融合发展的医疗行业场景

我国大力推进卫生健康领域文化建设。2021年国务院办公厅印发的《关于

推动公立医院高质量发展的意见》，对建设公立医院高质量发展新文化提出了具体要求。医疗领域要大力发展社会主义先进文化，着力培育和塑造医学人文精神，打造有温度的医疗机构，提供有关怀的医疗，培养有情怀的医生，使之成为助推卫生健康事业高质量发展的动力源，为开创卫生健康工作新局面凝聚思想共识和奋进力量。

1. 强化胜任力建设中的政治素养要求

医疗卫生领域是党领导的社会事业的重要领域，是党联系人民、服务群众的重要窗口，必须始终坚持和加强党的全面领导，筑牢文化建设的政治底色。只有持续强化党的政治引领，才能充分激发广大医务人员的凝聚力和向心力，形成推动卫生健康事业高质量发展的强大动力。在推进胜任力建设过程中，需要进一步强化政治素养的要求，考核相关知识的掌握程度等，重点关注以下几个方面的要求。

一是在人力资源胜任力建设过程中，进一步考评加强党的基本理论知识的了解和贯彻执行情况，明确将党的基本理论作为胜任力建设的重要内容，进而推动党的基本理论和方针融入文化建设的核心理念，融入日常管理，使之成为全体员工的行为规范。二是在党委等相关部门的胜任力建设过程中，进一步培育员工服务大局意识，积极推动文化建设，发挥其引导、推动和辐射作用，使党委等相关科室的建设相互衔接、同步运转。三是通过选树先进典型引领胜任力建设和文化建设，引导党员、职工立足岗位践行党的宗旨，在实际工作中突出医院文化建设的政治站位。以典型选树和宣传，带动社会主义核心价值观落实。以中国医师节、国际护士节等为契机，促进伟大抗疫精神和崇高职业精神内化于心、外化于行。

2. 将具有鲜明特色的文化建设内容融入胜任力建设

中国既有院史百年的医院，也有自新中国成立以来设立的医院，还有改革开放之后成立的医院，积累了许多优秀的精神和品质。立足医院实际，形成具有自身特色的文化体系，团结引领职工聚力奋进，激发医院文化活力，是实现医院文化高质量发展的重要动力。

在历史记录与讲述中凝练医院核心价值体系。在社会主义核心价值观的引领下，构建具有医院自身特色的价值理念。通过强化办院特色，规范院徽、院歌、院旗等文化标志，挖掘名医名家和先进模范事迹，讲述医院、科室历史故事，打造文化与精神家园。

在环境与服务流程塑造中彰显医院文化品牌。文化的弘扬与传承，需要物化的形式与载体。医院要向社会推出有特色的知识文化产品，树立良好的公众形象，营造有亲和力的就医环境。

在医德医风建设中提升和展示医学人文素养。医务人员是医学人文的践行者，是保持医院文化先进性的引领者与传承者。群体文化影响着医院文化的形成与传承，应格外重视医生人文素养的培养与提升。医院要用易懂易记的方式，推动医德医风建设，还可以借助多平台传播正能量，提高职工价值认同感，让医院文化落地。

3. 将强化服务意识融入胜任力建设

患者需求导向要求公立医院以患者为中心，把患者的需要作为医院提供医疗服务的出发点和落脚点，把患者是否满意及满意的程度作为衡量医院工作成效的标准。

坚守人民至上、生命至上理念。从大医精诚到希波克拉底誓言，无不教育医者以人为本。在新冠疫情期间医疗救治中，90后医务人员以前辈为榜样，白衣擐甲、逆行出征，以高尚的医德坚守初心，用精湛的医术践行使命，治愈患者病痛，抚慰患者心灵。这正是优秀文化滋养精神、凝聚力量、提升战斗力的现实写照。

不断提高医疗服务质量和水平。尊重患者，尊重医学科学规律，遵守医学伦理道德，遵循临床诊疗技术规范，为人民群众提供安全、适宜、优质、高效的医疗卫生服务。回应患者需求，对医疗服务进行全流程优化，让“患者少跑腿、信息多跑路”。

构建和谐医患关系。建立和完善医患沟通制度、投诉处理制度，构建医患健康共同体。通过患者俱乐部、志愿者服务、社会监督等形式，与患者建立长期联系，开展健康管理，吸纳患者参与医疗服务和健康促进。

4. 将互相关心关爱纳入胜任力建设

调动医务人员积极性对于实现公立医院高质量发展非常关键。要着力发挥广大医务人员积极性，关心爱护医务人员身心健康，通过多种形式增强医务人员职业荣誉感，营造全社会尊医重卫的良好风气。

充分肯定医务人员在医疗健康领域做出的优秀业绩和重要贡献。利用新闻媒体讲好医务人员的感人事迹，弘扬伟大抗疫精神和崇高职业精神，增强医务人员的职业认同感与自豪感，把职业荣誉转化为医务人员的社会声誉，在全社会广泛形成尊医重卫的良好氛围。

改善医务人员工作环境，解除医务人员的后顾之忧。组织做好一线医务人员健康体检，加强心理危机干预和心理疏导；制订合理的弹性排班计划，落实年假和带薪休假制度；提升医院信息化建设水平，减轻医务人员工作负担。

为医务人员创造良好的职业上升通道，满足医务人员尊重和自我实现需要。关心关爱医务人员措施需要进一步落实、落地、落细，建立合理的薪酬分配机制，提高医务人员薪酬待遇。为医务人员制定科学合理的人力资源发展规划，完善职称管理制度，帮助医务人员树立职业认同感。

医院文化建设是一项系统工程，需要不断强化。公立医院在技术水平、服务环境、基础设施等方面的硬实力日益接近，行业的进步和发展越发深刻地体现在以文化为核心的软实力上。文化是建立高水平医院的必要条件，以文化凝聚意志、文化引领发展、文化塑造品牌，努力提升文化软实力，将成为公立医院高质量发展的坚强保障。

第三节　胜任力建设与职业素养建设

“德为医之本”“无德不成医”，精神文明建设和医德医风建设等思想政治工作是卫生健康工作的永恒主题。如何推动卫生健康工作坚持“以患者为中心”，除了需要高超的医疗技术和先进的医疗设备外，还需要有良好的社会形象，为此，医务人员要有高尚的医德和纯朴的医疗作风。良好的医德是做好医疗工作的先决条件。推进胜任力建设，纳入职业道德、职业素养建设范畴，对于提高卫生健康事业发展质量，具有重要意义。

一、胜任力在职业道德建设中的重要地位

所谓道德是指人们在社会生活中形成的关于善与恶、公正与偏私、诚实与虚伪等观念、情感和行为习惯，以及与此相关的依靠社会舆论与内心信念来实现的人格完善、自我确定和调节人与人、人与自然关系的行为规范体系。包括三个层面的内涵：首先是观念、情感、行为习惯，又是一种人格完善、意识和品质，还是调节人与人、人与自然关系的一种行为规范体系。

1. 社会道德要求与胜任力的基本要求具有相通性

社会道德的基本定位是社会价值标准，其作用是引导人民群众形成道德观念和标准，指导人们的实践活动。社会道德通过社会舆论、时代风尚，特别是人的良知和自我意识，影响个人的道德观念和道德行为，用评价、榜样、理想等方法，形成善与恶、丑与美、好与坏等标准，帮助人们树立崇高的道德信念和道德情操，以及正确的义务、荣誉、正义和幸福等观念，培养人们良好的道德意识、品质和行为，提高人们的精神境界和道德水准。

胜任力建设的重要内容是对社会道德规范、职业道德标准的培训，通过教育培训等形式，促进员工形成符合社会要求的道德观念、基本思想、职业素质等，核心要求是员工的行为需要符合社会道德规范要求。从最终目的来看，胜任力建设和社会道德要求的基本目标具有一致性，均是实现对社会道德规范的遵守和认可。总体上讲，社会道德要求是胜任力建设的重要组成部分，也是从业人员必须达到的基本标准，两者对于个人与社会的关系，均提出了相对明确的要求。

2. 职业道德建设与胜任力建设紧密联系

社会道德对个体行为规范的要求，具有普遍性和多元性的特点，职业道德是对某种行业从业人员的道德规范，是所有从业人员在职业活动中应该遵守的行为准则，是行业对社会所承担的道德责任和义务，是社会道德体系的重要组成部分。职业道德对调节职业关系中的各种矛盾，促进职业健康发展，推动从业人员养成良好的职业品质，纠正行业不正之风，改良社会风气，推动社会的道德建设和精神文明建设有着巨大的作用。

随着现代社会分工的发展和专业化程度的增强，市场竞争日益激烈，整个社会对从业人员的职业观念、职业态度、职业技能、职业纪律和职业作风的要求越来越高。2019年中共中央、国务院印发《新时代公民道德建设实施纲要》指出，推动践行以爱岗敬业、诚实守信、办事公道、热情服务、奉献社会为主要内容的职业道德，鼓励人们在工作中做一个好建设者。胜任力建设的重要任务是提高从业人员的职业道德素养，基本的培养目标与准则涵盖了从业人员与服务对象、职业和职工、职业和职业之间的关系等。

3. 胜任力建设是推进职业道德建设的有效路径

提高从业人员的职业素养，是职业道德建设的核心目标和重要任务。医疗行业的职业道德建设尤为重要，主要原因是医疗行业具有高度的专业性，监督和管理的难度大，需要大力加强职业道德建设。医疗行业的职业道德要求，明晰了从业人员提高自身业务技术、处理个人与他人之间的关系、个人与患者之间的关系等方面的道德标准要求。胜任力建设是提高医务人员职业道德素养的重要途径。通过胜任力培训和考核与岗位职责和基本要求结合，与岗位薪酬等结合，可以大幅提高从业人员对职业道德的重视程度。此外，相对于制度要求、政策要求、法律法规要求，职业道德要求则体现了更高的水准，是一种不断追求真善美的行为准则，对于实现卫生健康事业高质量发展具有重要意义。因此，胜任力建设将职业道德建设等纳入培训体系和建设内容，可以与时俱进，不断强化道德要求的重要地位，不断满足社会发展的需要。

二、胜任力建设融入职业道德建设应用场景

1. 结合职业道德要求开展胜任力建设

职业道德建设是提高从业人员整体素质的基本要求。在推进中国式现代化建设、实现中华民族伟大复兴的建设过程中，必须着力提高全民族社会道德素质、文化素质，坚持物质文明与精神文明建设相协调。作为新时代的卫生健康职业从业人员，要以高度的政治责任感、社会责任感、主人翁精神，严格遵循社会主义核心价值观，大力弘扬爱国主义、集体主义、医务人员职业精神，自觉遵守职业道德，不断提高自身素质，在建设中国特色社会主义的卫生健康事业中，发挥好主力军作用，更好地承担起历史赋予的重任。

在胜任力建设过程中，需要将职业道德建设作为主要培训内容，特别是结合新时代卫生健康事业发展需要，强化对职业精神的认可程度、践行职业道德的自觉程度等。职业道德建设主要包括职业理想、职业态度、职业义务、职业纪律、职业良心、职业荣誉、职业尊严和职业作风等方面。胜任力建设应注意确立职业理想，强化职业责任，熟练职业技能，遵守职业纪律，反对行业不正之风。要把职业道德建设同完善各项规章制度结合起来，同劳动人事制度、分配制度的改革和奖惩考核结合起来，实行严格管理，提高服务水平，从而全面实现胜任力建设与职业道德建设融合发展，协同推进的良好局面。

2. 结合社会主义核心价值观开展胜任力建设

社会主义核心价值观是对全体公民的道德建设的基本要求。在推进胜任力建设过程中，需要将社会主义核心价值观的基本要求贯穿于人才选拔、培养、考核

的全过程。倡导富强、民主、文明、和谐，倡导自由、平等、公正、法治，倡导爱国、敬业、诚信、友善，积极培育和践行社会主义核心价值观。社会主义核心价值观在不同层面，对我国的经济社会核心价值体系提出了全方位的要求。胜任力建设过程中，需要结合社会主义核心价值观的要求，制定相应的人才选拔、培训策略。自由、平等、公正、法治的社会主义核心价值观重点对职业领域行为提出了要求，爱国、敬业、诚信、友善对个人的行为层面提出了要求，富强、民主、文明、和谐则是对整个经济社会发展的整体要求。胜任力建设需要结合不同层面的要求，提出相应的建设策略、实施路径、重点培训内容。

3. 结合行业特点开展胜任力建设

职业道德规范在不同的行业、不同的岗位，具有不同的要求。特定的职业规范只在特定的职业范围内具有引导和规范作用，即不同的行业，应该根据各自特点，制定不同的行业道德规范。教师承担着立德树人的光荣使命，习近平总书记对教师的总体要求是“有理想信念、有道德情操、有扎实学识、有仁爱之心”，这是对教育行业道德规范的基本要求之一。职业领域的多样性决定了职业道德要求、规范的多样性，各个行业需要根据行业特点和性质，明确自身行业的职业道德规范、标准、要求等，形成具有一定代表性的职业精神，在实践操作层面提高职业道德规范的针对性和时效性。胜任力建设需要根据各个行业的职业道德规范，归纳整理出适应本行业的行业公约、规章制度、员工守则、行为须知、岗位职责等，将职业道德的基本要求规范化、具体化、通俗化，融入胜任力建设的各个环节，推动符合行业特点的职业道德能够得到每个从业人员的贯彻落实。

4. 结合职业法律法规和政策开展胜任力建设

从职业道德的基本范畴看，同时可以包括职业政策、职业法律等方面的规定和要求，遵守法律法规是职业道德的基本要求，并且后者具有一定的强制性。如果从业人员违反职业政策、相关的法律法规，根据相关标准和规定，可能会受到经济和纪律的处罚，重则会移交法律机关处理。从这个角度看，职业道德具有强制性。因此，将相关的政策、法律法规的要求，转化为更加具体、明确、严格的岗位责任或岗位要求，并制定出相应的奖励和处罚措施，与从业人员的物质利益挂钩，强调责任、权利、利益的有机统一，监督、检查、评估的闭环管理，以促进从业人员更好地履行自己的责任和义务，是推进相关人员更好地遵守行业法律法规和政策的重要机制。

因此，在胜任力建设过程中，将法律法规、政策体系的基本要求，转化为可测量、可评估的具体工作能力、技能的指标体系，是推进行业胜任力建设的重要工作内容，也是开展职业胜任力建设的重要环节。医疗行业是一个复杂、分工明细、专业技术强的行业系统，包括医疗、护理、药剂、检验检查、财务、后勤管理等各个专业，同是医疗专业，对于内科、外科等不同的专科，其业务能力的要求差异巨大，相关的职业标准、行为规范也不尽相同。因此，医疗行业的职业道德建设任务艰巨，职业能力评估、职业能力培训的内容也千差万别，需要结合不同领域的专业要求，开展胜任力建设，任务相当艰巨，是一个需要专业人员长期努力的大工程。

参考文献

[1] 李忠民，刘振华．知识型人力资本胜任力研究［M］．北京：科学出版社，2011．
[2] 刘泽文．胜任力建模：人才选拔与考核实例分析［M］．北京：科学出版社，2009．
[3] 朱瑜，王雁飞．企业胜任力模型设计与应用研究［M］．北京：科学出版社，2011．
[4] 张文贤，董临萍．人才测评［M］．2版．北京：科学出版社，2018．

下 篇

卫生健康经济管理人员胜任力

第五章　我国卫生健康经济管理

卫生健康经济管理工作是一项基础性工作。本章重点介绍了卫生健康经济管理工作在新中国成立初期、改革开放时期和新时代呈现的不同特点和形式。新中国成立初期，卫生健康经济管理工作注重公益属性、降低医疗服务价格；改革开放时期，卫生健康经济管理工作注重在追求效率的基础上，寻求社会公平，建设基本医疗保障制度，提高资源配置公平性；新时代，卫生健康管理工作逐步强化卫生健康事业的公益属性，增加卫生健康事业政府投入，卫生健康经济管理兼顾效率和公平。卫生健康经济管理工作涉及多方面专业人员，从医疗机构的领导层到相关中层干部等，不同人员均有不同的职责。我国卫生健康经济管理人员的绝对数量呈现上升的趋势，学历层次呈现上升趋势，医院财会人员总数占卫生机构财会人员总数的比例超过一半，是卫生健康经济管理的重要力量。

第一节　卫生健康经济管理政策

一、新中国成立初期卫生健康经济理论产生（1949—1978年）

1. 计划经济模式下卫生健康经济管理环境

1949年以前，中国的医疗卫生事业发展落后，人均寿命仅35岁左右，孕产妇死亡率为1500/10万，婴儿死亡率为200‰，人民群众主要健康指标低于世界平均水平。1949年10月中华人民共和国成立，随之中央人民政府卫生部成立（后改名为中华人民共和国卫生部）。

基于中国特色社会主义卫生健康事业的现实情况，1950年，第一届全国卫生工作会议确定了“面向工农兵、预防为主、团结中西医”的指导方针。提出在保证生产建设和国防建设的同时，面向农村、工矿，依靠群众，开展卫生保健工作，提出“健全基层卫生组织，发展医学教育，培养各级卫生人员，允许私人开业行医，调整医药卫生工作的公私关系及医药界团结互助学习”等决定。1951年，第二届全国卫生工作会议又提出了“卫生工作与群众运动相结合”的原则。此时，我国卫生工作“面向工农兵、预防为主、团结中西医、卫生工作与群众运动相结合”的四大方针正式形成。

1965年，毛泽东同志号召“把医疗卫生工作的重点放到农村去”，此后医疗卫生资源改变了固有的“重城市、轻农村”状况。中国特色“赤脚医生”时代到来，逐渐开始解决农村医疗卫生问题。

新中国成立初期的医疗卫生事业是由政府主导的公益性（福利性）卫生事业，起步低，发展缓慢，彼时医保制度初步建立，人口大幅增长。总体来说，这一时期是我国医疗卫生系统的建设期，制定了卫生工作方针，明确了工作重点，以较少的投入取得了很好的效果，人民健康水平和人均期望寿命有了明显提高。

2. 卫生健康经济管理理论萌发

在卫生健康事业的起步阶段，卫生健康经济管理工作处于萌芽状态。面临卫生投入不足和浪费并存、医疗机构建设和发展缓慢、医院补偿和医生分配不合理等问题。在新中国成立伊始，随着国民经济的发展和建设，政府开始关注发展人民卫生健康事业过程中的经济问题。在当时的国情背景下，部分地区的医院进行过成本核算，当时医疗收费接近劳动消耗，国家给予少量补助，以较少的投入取得了很好的效果，然而这一状况并没有坚持下来。20世纪50年代实施的劳保医疗制度和公费医疗制度，城镇企事业职工、国家机关工作人员等几乎免费医疗，经费由国家财政和地方财政、企业经费拨给。卫生事业的福利性被片面地理解，收费越低，减免越多，反被视为制度优越性的表现。1958年、1960年和“文化大革命”时期三次大幅降低了医疗和药品的收费标准。由于忽视了经济规律在卫生事业发展中的作用，不讲医疗卫生的经济效益，给卫生事业带来“独家办、一刀切、大锅饭、不核算”的弊端，加之卫生事业经费和投入不足，致使医疗卫生机构入不敷出，难以为继，卫生事业的发展难以适应经济建设的要求，也难以满足人民日益增长的医疗保健需要。

二、改革开放时期卫生健康经济发展（1979—2011年）

1. 市场机制下的卫生健康经济管理环境

1979—1997年，国家财政能够分配到医疗事业的资源有限，平均分配缺乏竞争机制，大病、疑难病难以得到有效治疗，医疗服务水平与人民的防治需求难以匹配。政府企业等负担的医疗费用比例大，医疗保障由于缺乏一整套合理的医疗经费筹措机制和稳定的医疗费用保障而难以保证其可持续性。此外，城市与农村、单位职工与农民的医保水平差距巨大。

1979年，卫生部提出“要按客观经济规律办事，对于医药卫生机构逐步试行用管理企业的办法来管理。要让他们有权决定本单位的经费开支、核算，仪器购置，晋升晋级，考核奖惩”，称“运用经济手段管理卫生事业”。1980年，卫生部《关于允许个体开业行医问题的请示报告》得到国务院批准。这两项政策的出台标志着政策导向开始转向医疗卫生市场化改革。1985年《关于卫生工作改革若干政策问题的报告》，确立了“放宽政策，简政放权，多方集资，开阔发展卫生事业的路子”的医疗卫生决策指导原则。随后一系列政策指示调动了医院、医生的积极性，医院积极创收，医疗发展进入高速期。总体来说，这个阶段我国卫生健康事业发展较快，弥补了计划经济体制下资源配置不足等突出问题，为今后的卫生健康事业发展奠定了基础。随着经济和社会的改革，卫生系统的一些问题也日益暴露，主要表现在医疗机构出现了“重效益，轻公益”的倾向。

1997年1月，中共中央、国务院出台《关于卫生改革与发展的决定》，明确提出了改革城镇职工医疗保险制度、改革卫生管理体制、积极发展社区卫生服务、改革卫生机构运行机制等发展思路，并强调要统筹协调医疗保障、医疗卫生服务和药品流通三大体制。我国确立了新的卫生工作方针，即：以农村为重点，预防为主，中西医并重，依靠科技与教育，动员全社会参与，为人民健康服务，为社会主义现代化建设服务。

2002年，中共中央、国务院颁布《关于进一步加强农村卫生工作的决定》，明确了建立新型农村合作医疗制度等重大战略部署，旨在实现基本医疗卫生服务的均等和公平。由于我国新的医保制度刚刚起步，医改相关政策未得到充分贯彻落实，医疗卫生资源分布失衡的现象依然明显，优质资源过分集中在大城市、大医院，农村卫生、公共卫生工作薄弱，医患纠纷增加，百姓看病难、看病贵，因病致贫问题依旧突出。在突发性公共卫生事件中，暴露出我国医疗卫生、社会保障、公共突发事件预警管理机制等存在的问题。公共卫生体系和医疗服务体系关系到国家的安全、民族的兴衰，卫生健康工作更加受到党和政府的重视。

2003年，我国开始建立新型农村合作医疗制度，坚持以政府投入为主，农民自愿参加，重在解决因病致贫、因病返贫问题。2006年6月，国务院成立深化医药卫生体制改革部际协调工作小组，研究深化医药卫生体制改革的重大问题。2007年下半年，国务院又启动了城镇居民基本医疗保险试点。一系列的制度和政策，旨在强调卫生健康事业的公益性，实现医疗保障的广覆盖、公平性，成为医疗卫生决策的主旋律，重新确立了政府在提供公共卫生和基本医疗服务中的主导地位。

2. 卫生健康经济管理工作系统化推进

党的十一届三中全会指出:“应该坚决实行按经济规律办事，重视价值规律的作用，注意把思想政治工作和经济手段结合起来，充分调动干部和劳动者的生产积极性。”卫生健康领域的经济管理工作进入系统化推进、体系化构建的阶段。

（1）加强医疗卫生机构的收支管理。加强医疗机构的经济管理，是市场机制下的客观要求，部分学者强调，医院是社会主义福利事业，不同于社会救济部门，医院也要按经济规律办事。医院的收入和支出总量大，固定资产总额高，管好、用好相关经费和资产是一项重要的任务。1979年4月，卫生部、财政部、国家劳动总局联合发出了《关于加强医院经济管理试点工作的通知》，明确规定了医院经济管理的意义、要求、政策和办法，国家对医院经费实行“全额管理、定额补助、结余留用”的政策，提出增收节支确有结余并经上级卫生主管部门批准后，其结余留用部分中的60%用于医院建设，40%用于集体福利和奖金。部分医院开始试行奖金制度，部分医院试行按应编人数计算和发放奖金的办法，切实把奖金和超额劳务结合起来，很好地调动了职工的积极性，提高了工作效率。

（2）加强医疗机构药品的经济管理。针对医疗机构药品管理方面存在的浪费严重、亏损大等问题，不断强化医疗机构药品的经济管理，其重要性越发凸显。1979年起，卫生部推进医院药品经济管理工作，强调以加强经济核算、增收节支为中心的经济管理在全国范围内展开。1979年4月，卫生部、财政部印发的《关于改进医疗机构药品管理的通知》推广了先进单位的经验，确定从1979年起全国城乡医疗机构（含农村公社卫生院）一律改变“以存定销”的办法，实行“全额管理、数量统计、实耗实销”的药品管理办法。药品管理改革走在了医疗卫生改革的最前列，为搞好医疗机构的经济管理创造了很好的条件。

（3）医疗机构的收费制度改革。1981年2月，国务院批转了卫生部《关于解决医院赔本问题的报告》，要求各省、自治区、直辖市实施两种医疗收费制度试点，即对享受公费医疗和劳保医疗人员试行按不含工资的成本收费，对自费患者仍按原来的低标准收费。各地在试点工作中提出了很多建设性意见：第一，要明确医疗成本的构成，包括五个方面，即劳务费用、业务费用、管理费用、折旧费用和其他药品盘亏费用，而不包括医务人员标准工资。第二，要制定合理的收费标准，必须以医疗成本为基础，根据实际情况上下浮动，对不同水平的医疗机构、不同规格的病床，可以制定不同的收费标准。第三，要严格掌握按成本收费的范围。第四，要用好、管好医院增收款，医院实行两种收费标准所增加的收入，要单独反映，主要用于医疗器械的添置和医院房屋修缮，一般不用于集体福利和发放奖金。试点工作的实践表明，按成本收费的效果是好的，医院增加了收入、减少了亏损，使医院面貌有了改观，医疗质量和服务态度也有一定的提高和改善，得到了患者的好评。试点情况还表明，按成本收费体现了按经济规律办事的原则，加强了劳保医疗、公费医疗管理。

（4）全面强化卫生健康事业经济管理改革的起步。为进一步深化医药卫生体制改革，2009年3月，中共中央、国务院发布《关于深化医药卫生体制改革的意见》，明确了深化医药卫生体制改革的总体目标是建立健全覆盖城乡居民的基本医疗卫生制度，为群众提供安全、有效、方便、价廉的医疗卫生服务，完善医药卫生四大体系，建立覆盖城乡居民的基本医疗卫生制度，完善体制机制，保障医药卫生体系有效规范运转，着力抓好八个方面的重点保障机制改革，积极稳妥推进医药卫生体制改革。在整个改革过程中，公立医院、基层医疗机构的补偿机制进一步明确，公立医院的基本建设和设备购置、重点学科发展、公共卫生服务、符合国家规定的离退休人员费用和政策性亏损补贴等六个方面纳入政府投入保障范畴。政府举办的基层医疗卫生机构的基本建设和设备购置、基本公共卫生服务经费、承担突发公共卫生事件处置任务、人员经费（包括离退休人员经费）、人员培训和人员招聘所需支出等纳入政府投入保障范畴。政府对医疗保障制度的补偿机制进入常态化发展状态，公立医院医疗服务价格调整、补偿机制改革明确了发展途径。

3. 卫生健康经济管理工作理论化发展

加强医疗机构经济管理改革探索过程中，“卫生经济学”的引进和发展，充分利用经济学知识分析卫生工作中出现的问题，提出了许多具有实践指导性的建议。1980年9月，卫生部在北京召开专题会议，讨论修改了《医院经济管理暂行办法》《加强农村卫生院经济管理意见》《各级防疫站经济管理办法》《关于建立医院基金制度问题的几种设想》《关于加强医疗成本核算工作的意见》五个经济管理文件，此次会议推动了卫生健康经济管理工作在全国范围展开。1982年12月，“中国卫生经济研究会”成立大会在广东省广州市举行，旨在研究和探讨卫生系统的经济问题，研究社会主义经济规律在卫生系统发展中的作用形式和特点，从而为加强卫生事业的经济管理，促进卫生事业的发展，发挥咨询作用。此后陆续召开相关会议，提出应认真总结医院实行经济管理的经验，积极开展卫生经济的理论研究，尽快建立符合我国社会主义制度和实际状况的社会主义卫生经济学，同时筹办出刊《卫生经济》杂志、编写理论联系实际且通俗易懂的《卫生经济学》教材等。相关工作进一步推动了卫生健康经济管理工作的理论化、学术化发展。

三、新时代卫生健康经济管理变革（2012—　）

1. 新时代卫生健康经济管理环境

进入新时代，我国卫生健康事业发展得到前所未有的重视。习近平总书记强调，“没有全民健康，就没有全面小康”“人民健康是民族昌盛和国家富强的重要标志”“把保障人民健康放在优先发展的战略位置”“要毫不动摇把公益性写在医疗卫生事业的旗帜上”等。卫生健康经济管理工作面临着一系列的理论问题和实践问题，需要进一步的研究和探索。政府主导的多元卫生投入机制方面，需要明确政府、社会与个人的卫生投入责任，如何体现政府在提供公共卫生和基本医疗服务中的主导地位；基本医疗服务由政府、社会和个人三方合理分担机制怎样体现等。规范医疗服务价格管理方面，包括如何建立科学合理的医药价格形成机制，基本医疗服务按照扣除财政补助的服务成本制定，体现医疗服务合理成本和技术劳务价值的合理确定方法；规范公立医疗机构收费项目和标准，研究探索按病种收费等收费方式改革的评价及实施推进机制等；建立医用设备仪器价格监测、检查治疗服务成本监审及其价格定期调整制度等；如何强化以公益性为导向的公立医院发展机制等。

2. 强化公平效率兼顾的卫生健康经济管理

进入新时代、构建新发展格局，卫生健康工作在整个国民经济社会发展中的地位日益明确，推动建立公平、效率兼顾发展局面，成为新时代卫生健康经济管理工作的重要目标和发展方向。如何回答好新的时代命题，推动建立更加高效、公平的卫生健康系统，构建“以人民健康为中心”的发展机制，需要对卫生健康系统的经济运行管理进行根本性改革，是新时代卫生健康经济管理工作的重要使命。在实践和理论层面，我国开展了广泛深入的探索。

强化现代医院管理制度体系下的经济管理制度建设。2017年，国务院办公厅印发《关于建立现代医院管理制度的指导意见》，提出要健全财务资产管理制度。财务收支、预算决算、会计核算、成本管理、价格管理、资产管理等必须纳入医院财务部门统一管理；建立健全全面预算管理、成本管理、财务报告、第三方审计和信息公开机制，确保经济活动合法合规，提高资金资产使用效益；公立医院作为预算单位，所有收支纳入部门预算统一管理，要强化成本核算与控制，逐步实行医院全成本核算；三级公立医院应设置总会计师岗位，统筹管理医院经济工作，其他有条件的医院结合实际推进总会计师制度建设；加强公立医院内部审计监督，推动注册会计师审计工作。

推进公立医院运营管理建立新动力机制。2020年，国家卫生健康委印发《关于加强公立医院运营管理的指导意见》，强调医院主要负责人全面负责医院运营管理工作，总会计师协助做好具体工作，各分管院领导对具体工作分工负责。医院应当成立运营管理委员会，主要负责建立完善医院运营管理组织框架体系和各项规章制度，制订医院运营管理年度工作目标、指标和计划，审议医院运营管理分析评价报告，对医院运营管理工作提出意见和改进措施。医院应当明确负责运营管理的部门开展相关工作，充实运营管理部门人员力量，配备具有财务、审计、人事、医疗、护理、物价、医保、信息化、工程技术等知识背景的人员担任运营管理员，切实承担好运营管理的具体工作。积极推行运营助理员、价格协管员制度等，辅助协同临床业务科室加强科室内部运营和价格管理工作。公立医院运营管理是以全面预算管理和业务流程管理为核心，以全成本管理和绩效管理为工具，对医院内部运营各环节的设计、计划、组织、实施、控制和评价等管理活动的总称，是对医院人、财、物、技术等核心资源进行科学配置、精细管理和有效使用的一系列管理手段和方法。

积极推动公立医疗机构经济管理年活动持续提高运营效率。2020年，国家卫生健康委启动“公立医疗机构经济管理年”活动，旨在推动公立医疗机构加快补齐内部管理短板和弱项，推进高质量发展，促进发展模式由规模扩张型向质量效益型转变，管理模式从粗放式向精细化转变，资源配置从注重物质要素转向更加注重人才技术要素转变。随后连续多年，继续开展此项活动，并以“规范管理、提质增效、强化监管”为主题，推动“以业财融合为重点的运营管理建设，助力提高医疗服务质量、提升资源配置效率效益”。

构建中国自主的卫生经济管理理论体系取得了长足进步。我国许多高等医学院校、社会专业团体组织，积极开展卫生经济学的理论研究工作。构建以人民健康为中心的发展机制方面，进一步强化了中国卫生健康系统筹资机制、补偿机制、价格机制、系统功能定位、系统协同性等方面的研究工作，成为新时代卫生健康经济管理理论研究的重点问题，形成具有中国特色的卫生健康理论体系。在健康优先发展的卫生健康经济管理理论体系方面，也开展了有益的探索，在强化卫生健康事业的政府投入、预防为主的投入体系、战略购买机制的建设、绩效考核机制的改革等方面，初步勾勒了健康优先发展的推进机制和经济管理机制。构建大卫生、大健康发展机制方面，提出以健康绩效为导向推动投入机制改革，强化个体责任机制建设等，形成了较为完善的理论体系。同时，如何体现政府责任、个人责任、社会责任，如何构建公益性为导向的发展机制，强化医疗保障支付机制的建设等方面，仍需要开展更加广泛深入的研究。

第二节　卫生健康经济管理人员的类型与职责

推动我国卫生健康经济管理工作，实现卫生健康发展方式的根本性变革，卫生健康经济管理队伍发挥着核心作用。从系统化推进卫生健康经济管理的角度，卫生健康经济管理团队涵盖了政策制定者、理论研究者、实践工作者。为了全面提高我国卫生健康经济管理工作的质量和水平，明确工作的优先领域和关键环节，强化医疗机构经济管理队伍建设，是全面提高经济管理水平的重要着力点和出发点。

一、卫生健康经济管理人员的类型

基于对卫生健康系统经济管理工作相关政策体系、文件的梳理和总结，从实际工作及提高胜任力、明确培训重点的角度，卫生健康经济管理队伍主要包括卫生健康行业从事预算、财务、审计、收费、资产管理、价格管理和政府采购等工作的经济管理人员，是推动卫生健康事业经济动力机制改革的重要力量。

为更加清晰地展示卫生健康经济管理实践工作者的不同层次和类别，以公立医院为例，阐释人员类别和职责。卫生经济管理工作涉及所有人员，单位内部从党委书记、院长、总会计师，到医院中层管理部门，到经济管理类的其他相关人员。按照国家卫生健康委有关要求，新时代背景下公立医院卫生健康经济管理人员分类标准，可以分为三个级别，包括：①党委书记、院长。②分管副院长、总会计师。③财务部门、医保部门等部门负责人，以及财务、会计、物价、收费、绩效、审计、资产管理与采购等执行人员。

二、卫生健康经济管理人员的职责

不同类别、不同级别的卫生健康经济管理人员的职责内容不同。其中，党委书记、院长作为医院的“决策者”“协调者”“凝聚者”，其岗位职责不仅包括医院内部战略规划、医疗服务效率、资产运营和可持续发展等方面的管理职责，还包括医疗质量安全管理、费用管理、突发公共卫生事件应急处置管理等社会责任和职责。分管副院长、总会计师作为协助院长实现医院总体目标的“决策参与者”“决策执行者”“经济运营监控者”，其岗位职责不只是协调人、监督执行各项财务规定等传统财务管理职能，还具有参与医院重大经济事项的分析、建议和决策，为医院的长远战略提供决策支持的管理咨询职责。部门负责人和一般管理人员作为经济管理政策的“执行者”，其岗位职责为严格履行其所在业务条线全流程的经济管理政策的规定。

1. 党委书记岗位职责

根据公立医院党建和高质量发展的相关政策要求，院级党组织发挥领导作用，实行集体领导和个人分工负责相结合的制度。党委书记要具有必需的专业知识和职业素养，熟悉相关政策法规，熟悉医药卫生体制改革等情况，能够运用吸收先进的医院管理理念和实践经验等。医院的党委书记的岗位职责，主要包括：负责党委全面工作，贯彻执行党的路线、方针、政策；制定相关工作规划；抓好党风廉政建设工作；健全民主生活会制度，加强党委领导班子自身建设，发挥党委会集体领导作用；开展党的建设工作；实施党委班子的思想、组织、作风建设和党员、干部队伍的教育与管理；开展精神文明创建活动；做好党员和全院职工的思想政治工作等。

综合来看，党委书记的胜任力要求主要体现在掌握卫生健康管理的相关政策、要求，医院管理的专业知识和党建知识等；胜任力主要体现在制定相关规划和计划、保证规划和计划执行落实、人员发展管理、员工的思想政治建设、完成党建各项任务、提高党委的领导能力、掌握人员思想政治状况等人力激励和管理能力等。

2. 院长岗位职责

根据相关医院管理法律法规、政策制度和医院的章程规定，院长是医院的法定代表人，履行法人职能，承担法人责任，具体职责包括执行党的卫生健康工作政策，全面管理医院的医疗、教学等各项工作，推动医院改革创新，提高医院运行效率；制定医院的发展规划和计划；提高医疗服务质量和水平；监督管理各项工作任务执行情况；开展医院医德医风管理、医疗服务质量管理；实施人员聘用激励考核，提高职工福利待遇；研究医院管理存在的问题，提高医院管理水平等。

综合来看，院长的胜任力要求主要体现在医院管理法律法规、政策、医药卫生体制改革、医院管理、经济管理等方面的基本知识。基本工作职责体现的能力包括规划和计划、质量管理、科研管理、医德医风建设、人员激励和绩效管理、分析问题、决策等调查研究能力等。

3. 分管经济副院长岗位职责

分管经济副院长是医院集体领导班子的重要组成部分，从这个角度看，分管副院长起到承上启下的作用，需要一定宏观政策把控能力、领导才能，同时需要具备一定的专业知识和技能。结合现场调研的情况看，分管副院长的职责主要包括：协助院长分管财务等科室的工作，及时掌握领会具体政策规定；领导分管科室制定管理制度和年度工作计划，以及科室阶段性任务；认真贯彻执行国家的财经政策，严格财务审批；组织财务部门搞好预决算，并及时向院长汇报财务收支情况等。

综合来看，分管经济副院长需要掌握财务管理的相关专业知识和政策规定，具有规划制定能力、计划制定能力、科室任务执行的监督管理能力、财务程序的监督、预算管理、医院收支管理等。在此基础上，延伸的一系列基本技能包括财务的合规性审查、医疗改革政策的相关政策执行情况的监督管理等。

4. 总会计师岗位职责

根据国家相关政策文件，总会计师主要负责协助院长管理医院经济和运营工作，组织领导医院经济管理和会计核算工作，监督参与医院重大财务、经济事项决策等。包括财务管理和监督、财产管理和医院的运营管理、业务发展等。

综合来看，总会计师的基本知识要求掌握国家的相关法律法规、财经纪律等。具体职责体现的胜任力包括财务管理技能、预算管理技能、会计核算和审计技能、经济分析技能、资产管理技能等多个方面。

5. 相关部门中层干部岗位职责

卫生健康经济管理人员分为物价、收费、会计、绩效、审计、资产管理与采购等。此次研究结合各个医院的部门设置情况，将财务、物价、资产管理与招标采购、绩效管理、审计、医保六类中层干部的岗位职责进行分析研究。

（1）财务部门负责人岗位职责主要包括：财务管理、医院会计管理、医院支出管理、编制会计报表、完善财务制度、开展财务检查、资产管理、奖金分配管理、财务决策等工作。综合来看，会计部门负责人的岗位职责体现的胜任力重点表现在技术能力方面，包括会计法知识、医院财务知识、医院运营控制分析技术、预算管理技术、会计管理能力、绩效管理和分配技术、投资预算可行性分析技术等。

（2）物价部门负责人岗位职责主要包括：价格审核和执行、收费管理、票据管理、价格调整、新收费项目申请、物价公示和费用审核等工作。例如，门诊收入、住院结算收入及退费的管理，收费票据管理，医疗项目收费标准的确认，动态监管医院医疗服务项目价格、药品价格、医用耗材价格，医疗服务收费自查，收费许可审核，各科室物价工作的检查指导，接待与调查患者对医疗服务价格的投诉等。综合来看，物价部门负责人的岗位职责体现的胜任力包括物价知识和物价政策的知晓程度和跟踪、物价管理的流程等技术操作内容、物资管理技术、人际沟通交往能力等。

（3）资产管理与招标采购部门负责人岗位职责主要包括：进行部门管理，医学设备采购、供应、管理及维修，制定医学装备发展规划和计划，核实制定医学装备需求、医学装备的使用管理等。具体包括医疗仪器设备等的采购供应等，审查医院医疗器械的装备规划、年度计划、采购计划，负责医院医疗器械的申请、论证、招标、采购、免税、商检、验收等，做好设备合理供应和调配等。综合来看，资产管理与招标采购部门负责人的岗位职责体现的胜任力主要包括需要具备医疗设备基本知识、基本管理技能、医疗设备管理技术、医疗设备采购技术、基本规划和计划技能、设备需求评估技术、医疗设备质量管理、基本的人力资源管理技能等。

（4）绩效管理部门负责人岗位职责主要包括：制定绩效考核方案、开展绩效考核、核发绩效工资、发现绩效管理中的重要问题、改革绩效考核方案、反馈绩效考核结果、指导开展科室内部考核、解释处理绩效考核问题等。具体包括制定和完善绩效考核方案、核算并发放全院绩效、对临床科室的工作进行考评、科室的运营情况分析、医院年终绩效测算与发放等。综合来看，绩效管理部门负责人的岗位职责体现的胜任力包括公立医院改革管理基本知识、人力资源管理基本知识、绩效考核基本知识和技术、数据综合处理、人际沟通技术、预算管理等技能。

（5）审计部门负责人岗位职责重点包括：执行国家的规章制度、制定审计工作制度、开展内部审计、制订审计工作计划、编制审计工作报告、发现运营工作问题并提出提高运用效率的建议、提高自身业务能力等。具体包括主持、领导审计部门的日常工作和各项审计工作，落实审计部门的工作职责、任务并组织实施，监督国家财经政策等的执行情况，制定并组织实施医院审计工作制度，医院财务收支、经济责任、经济建设、经济效益、内控制度、财务预算执行情况、维修及建设项目、经济合同、医疗收入、药品采购等审计工作。综合来看，审计部门负责人的岗位职责体现的胜任力主要包括国家财经和法律法规的知晓情况、规划和计划制定、制度建设能力、审计技术、设计报告撰写、运营管理技术、人际沟通能力、医院运营管理技术、医院绩效管理技术等。

（6）医保部门负责人岗位职责。随着我国医保制度的不断发展和医保支付制度的完善，医保部门在医院管理中的作用更加明显，职责不断细化，其负责人具体职责包括制定医保管理制度、开展医保培训、医保系统与相关部门对接、医疗费用审核管理、医保政策执行监督、审批医保患者转院、医保患者药品耗材使用、医保费用申报结算、医保政策学习等方面。具体包括制定医院医保管理工作的各项规章制度，做好对院内各科室培训沟通工作，做好医保患者医疗费用的监督审核管理，医保政策的宣传和解释工作，审批有关患者转科、血液制品、外检及特殊用药等事宜，负责与各级医保部门进行医保费用核对、结算工作等。综合来看，医保部门负责人的岗位职责体现的胜任力主要集中在医保知识的知晓程度、公立医院运营管理知识、规章制度制定能力、沟通协调能力、基本的医疗知识、学习能力、医疗费用预算与预测、医疗费用审核等基本知识和技术能力。

第三节　卫生健康经济管理人员配置

基于当前卫生健康统计系统的相关数据，分析医疗卫生机构财会人员的数量及其变化情况，可以把握卫生健康经济管理主体人员的配置变化情况，了解当前的发展趋势。结合相关统计数据，重点分析医疗卫生机构的财会人员，包括财务管理及会计核算人员、内部审计人员、门急诊及住院收费人员和其他岗位人员四大类。

一、医疗卫生机构财会人员整体情况

根据2013—2022年的全国卫生健康财务年报数据，全国医疗卫生机构财会人员总数逐年上涨，2013—2014年与2018—2019年的增幅最大，2022年总计为432 050人（图5-1），然而，财会人员总数占卫生人员总数比例逐年下降，2022年为3%，较2013年下降27.42%。

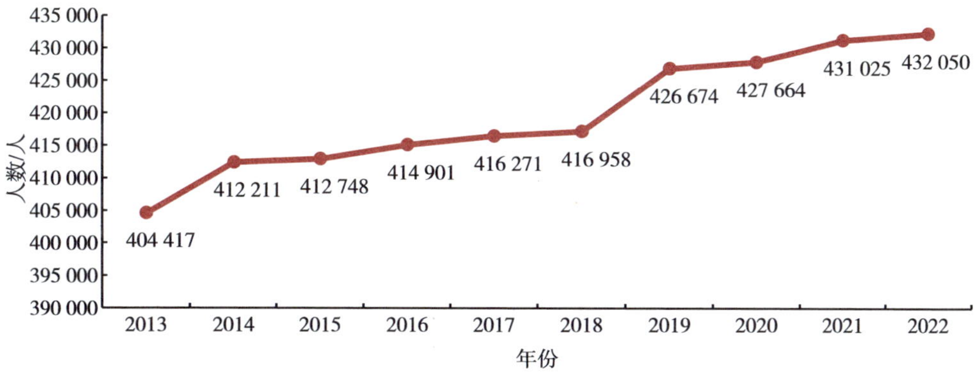

图5-1　全国医疗卫生机构财会人员总数

人员结构上，2022年财务管理和会计核算人员、内部审计人员、门急诊和住院收费人员及其他岗位人员分别占财会人员总数的38.58%、3.71%、50.28%、7.43%，财务管理和会计核算人员及门急诊和住院收费人员是财会人员的主要组成部分。2013—2022年，门急诊和住院收费人员占比总体呈上升趋势，其他岗位人员占比逐年降低，财务管理和会计核算人员占比略有波动但较稳定，内部审计人员占比2022年占比高于2013年（图5-2）。

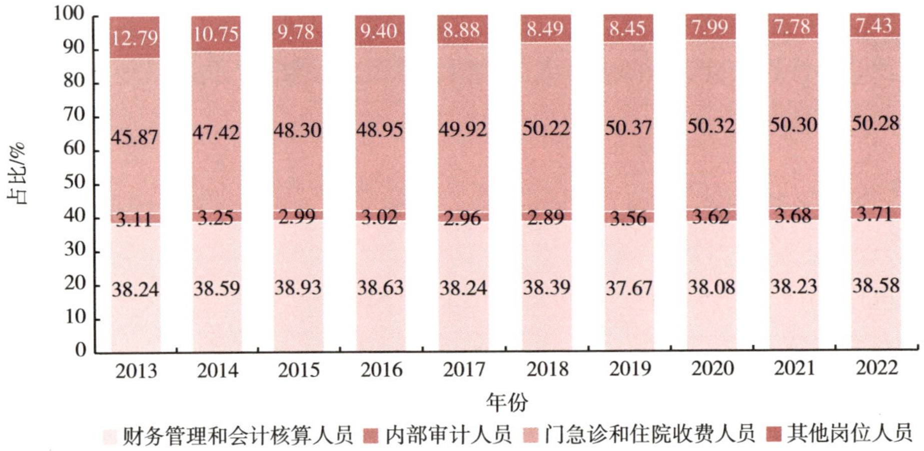

图5-2　全国医疗卫生机构财会人员岗位构成

性别结构上，女性占比逐年上升，2022年为78.86%，与2013年相比上涨5.37%，男性占比相对应逐年下降，2022年为21.14%（图5-3）。

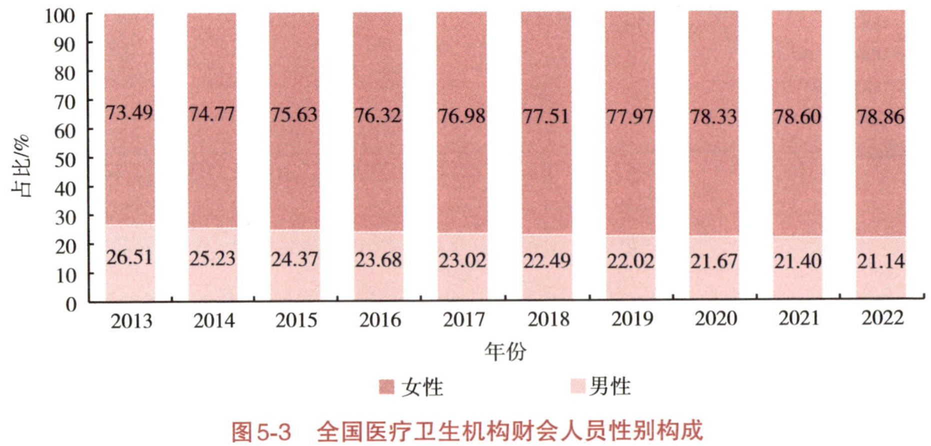

图5-3　全国医疗卫生机构财会人员性别构成

年龄结构上，医疗卫生机构财会人员年龄集中在31～40岁，2022年，30岁及以下占比20.11%、31～40岁占比41.58%、41～50岁占比28.90%、51岁及以上占比9.40%，30岁及以下占比呈下降趋势，而51岁及以上占比总体呈上升趋势（图5-4）。

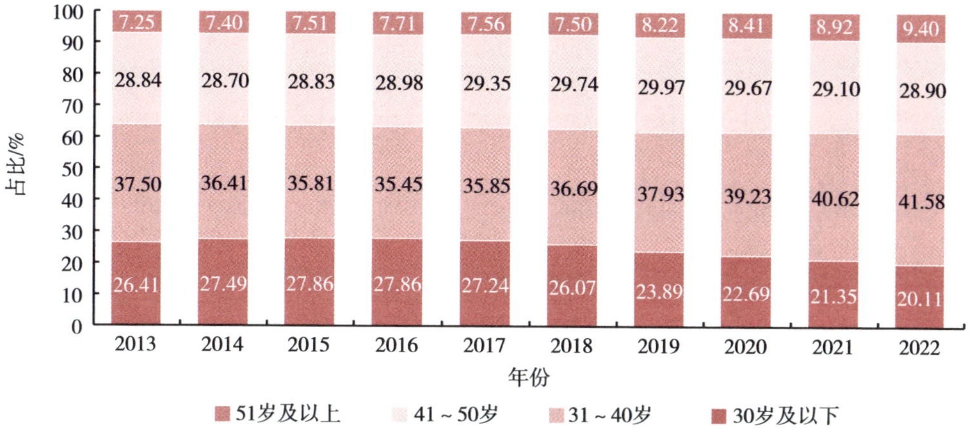

图5-4　全国医疗卫生机构财会人员年龄构成

学历结构上，博士及以上占比先增后减，在2018年最高，为0.03%，2022年降至0.01%（因比例过低，图中未显示）；硕士和本科学历占比逐年上升，2022年分别为2.20%、39.68%；大专、中专（高中）及以下占比呈下降趋势，2022年分别为38.38%、19.72%（图5-5）。

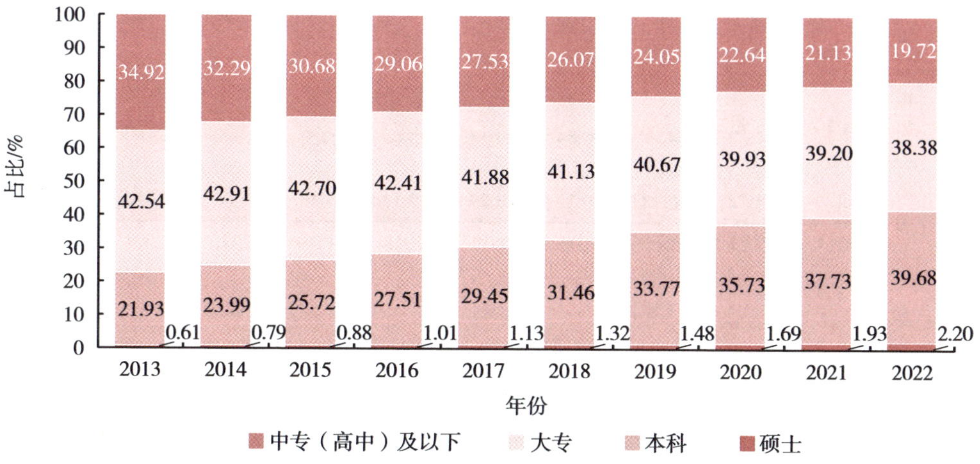

图5-5　全国医疗卫生机构财会人员学历构成

专业背景上，2022年财经类专业占比52.77%，非财经类专业占比47.23%，财经类专业人员占比总体呈上升趋势，高于非财经类专业人员占比（图5-6）。

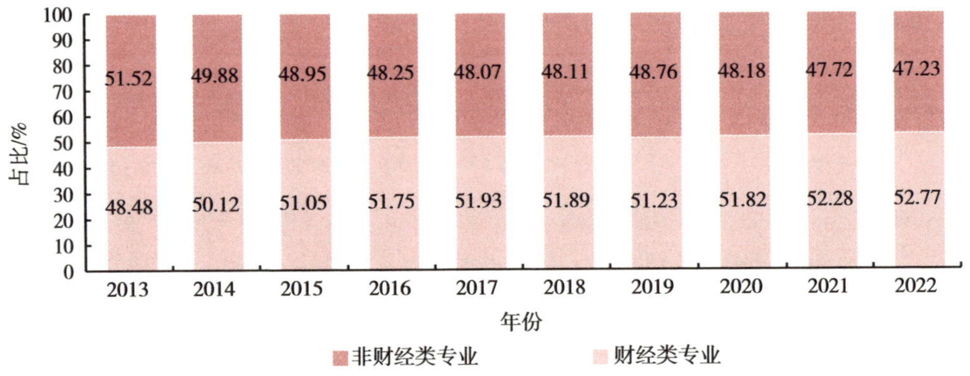

图5-6　全国医疗卫生机构财会人员专业背景

职称结构上，高级职称占比总体呈上升趋势，2022年为2.62%；中级职称占比先降后升，略有波动，2022年为12.26%；初级职称占比呈下降趋势，2022年为28.41%；无职称占比先增后减，2019年达最高为59.37%，2022年下降至56.71%，财会人员职称级别总体上较低（图5-7）。

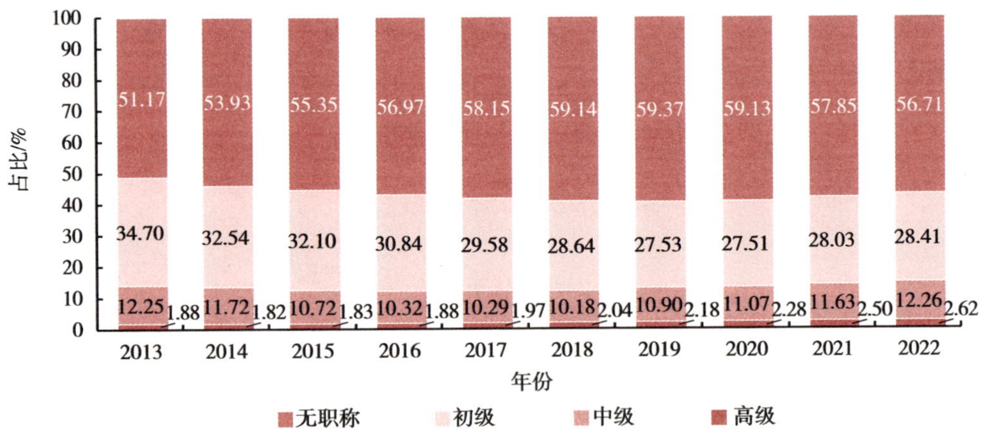

图5-7　全国医疗卫生机构财会人员职称构成

二、医院财会人员基本情况

医院是我国医疗卫生机构的核心和重要组成部分。医院的财会人员的基本情况，可以较好地反映卫生健康系统经济管理人员配置的最高水平，分析其数量变化情况、学历结构等，可以更加清晰地认识我国卫生健康经济管理人员的配置状况。

1. 全国医院财会人员基本情况

根据全国卫生健康财务年报，2022年全国医院财会人员总数为230 806人，占卫生机构财会人员总数的53.42%。2022年全国医院财会人员男性占比19.25%，女性占比80.75%，女性居多。年龄30岁及以下占比20.73%，31～40岁占比43.32%，41～50岁占比26.81%，51岁及以上占比9.14%，年龄分布集中在31～40岁，财会人员整体呈较年轻化状态。

医院财会人员按岗位分为财务管理及会计核算人员、内部审计人员、门急诊及住院收费人员和其他岗位人员四大类，分别占医院财会人员总人数的30.01%、4.19%、59.46%和6.33%，其中财务管理和会计核算人员、门急诊和住院收费人员是医院财会人员的主要组成部分。医院财会人员学历以本科和大专为主，本科学历人员占比44.81%，大专占比36.45%，中专（高中）及以下占比15.34%，硕士占比3.39%，博士及以上占比0.02%。就职称而言，无职称人员占比52.92%，初级占比28.60%，中级占比14.82%，高级占比3.67%，财会人员整体职称级别有待提高。由此可见，医院财会人员学历层次较低，职称结构有待优化。就专业背景而言，全国医院财会人员以财经类专业背景为主，财经类专业占比64.37%，非财经类专业占比35.63%。

2. 全国医院财会人员变化趋势

根据2013—2022年全国卫生健康财务年报，2022年全国医院财会人员总数为230 806人，比2021年增加了446人。从2013年至2022年，全国医院财会人员总数呈现逐年上升趋势，其中以2013—2014年及2018—2019年间的增幅最大（图5-8）。

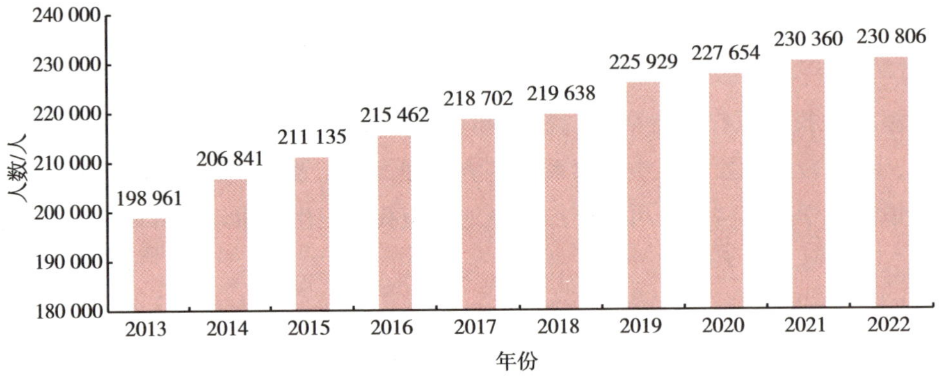

图5-8　全国医院财会人员数量变化情况

近十年全国卫生健康财务年报显示，全国医院财会人员性别构成没有明显变化，男性占比在20%左右，女性占比在80%左右，女性居多（图5-9）。

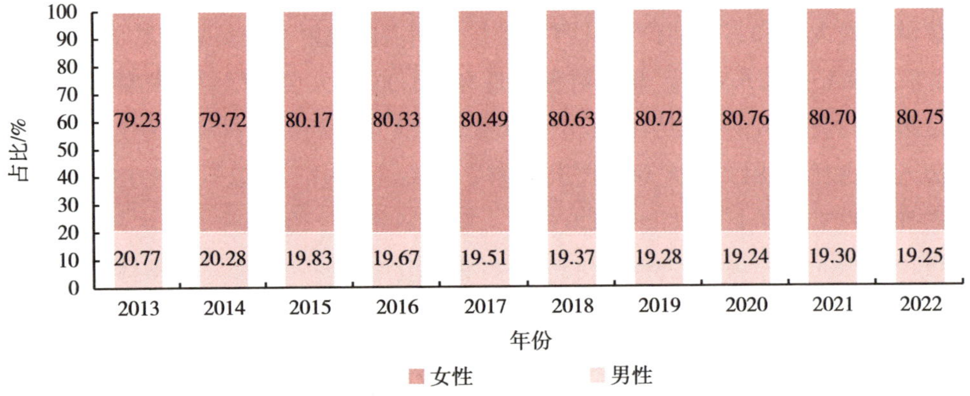

图5-9　全国医院财会人员性别构成

全国医院财会人员年龄主要集中在40岁以下，2013—2017年年龄分布没有发生明显变化，从2017年开始31～40岁占比开始逐年增加，截至2022年占比增长8.85%。与此同时，30岁及以下占比由2017年的30.67%减少至2022年的20.73%。由此可见，全国医院财会人员年龄在30岁及以下的占比较少（图5-10）。

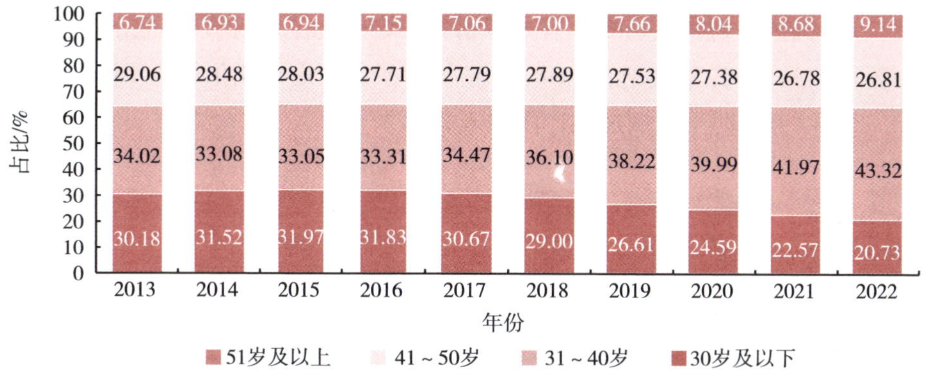

图5-10　全国医院财会人员年龄构成

医院财会人员按岗位分为财务管理和会计核算人员、内部审计人员、门急诊和住院收费人员及其他岗位人员四大类，门急诊和住院收费人员占比在60%左右，是主要组成部分。财务管理和会计核算人员占比逐年增加，截至2022年共增长3.95%。其他岗位人员占比逐年减少，内部审计人员占比变化不大（图5-11）。

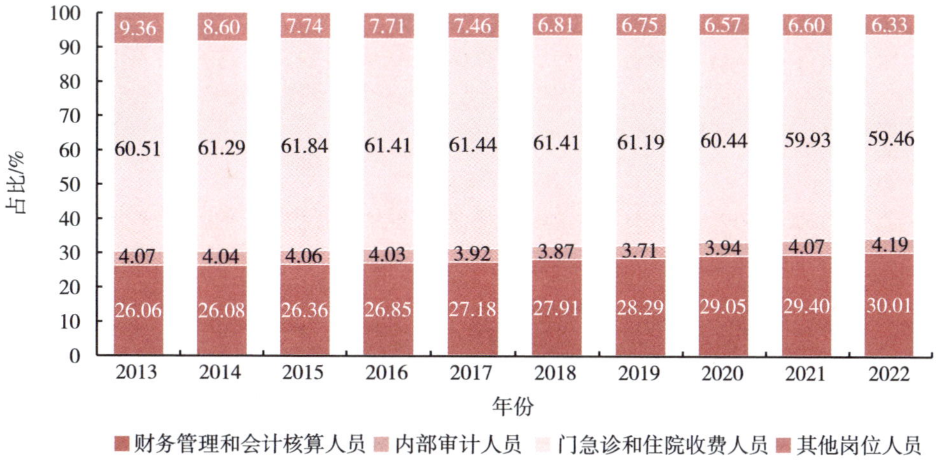

图5-11　全国医院财会人员岗位构成

全国医院财会人员学历从2013年主要为大专、中专（高中）及以下逐渐转变为以本科和大专学历为主。其中本科学历占比逐年以较大幅度增长，由2013年的25.38%增长至2022年的44.81%。同时，大专、中专（高中）及以下学历占比逐年减少，由此可见，十年间全国医院财会人员学历水平明显提升。就专业背景而言，全国医院财会人员专业背景以财经类专业为主，且该项占比呈现缓慢增长趋势，2013—2022年共增长4.61%，整体背景逐渐向专业化靠近（图5-12～图5-13）。（因硕士、博士比例过低，图中未显示）

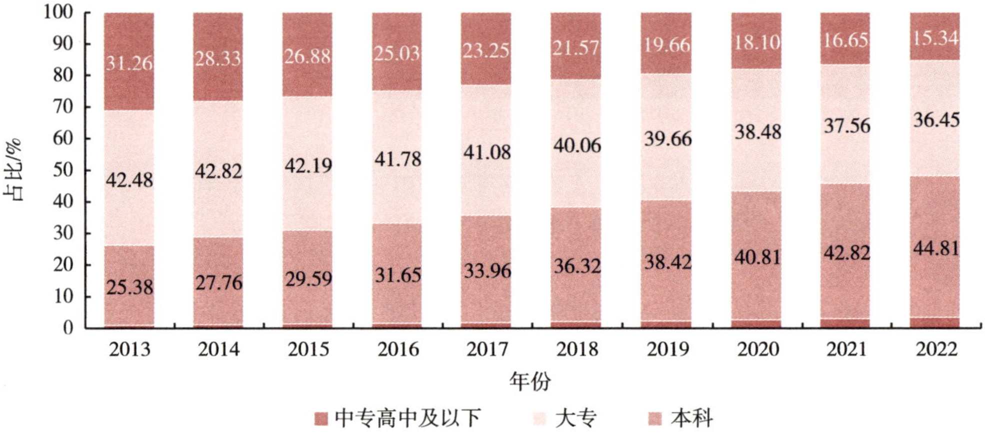

图5-12　全国医院财会人员学历构成

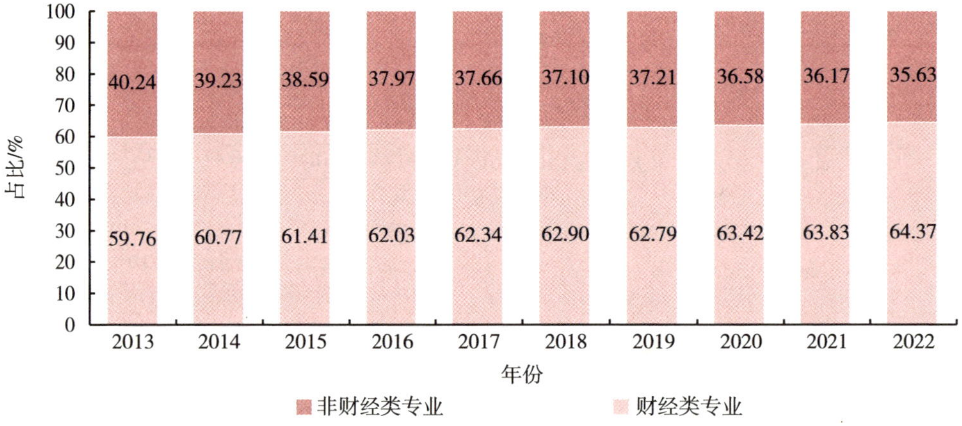

图5-13　全国医院财会人员专业背景构成

全国医院财会人员职称包括无职称、初级职称、中级职称和高级职称四种等级，其中以无职称和初级职称为主，共占比80%以上。对比往年数据，无职称和初级职称占比出现先增加后减少的情况，中级职称和高级职称呈现小幅增加。全国医院财会人员职称整体较低，亟待进一步优化职称结构（图5-14）。

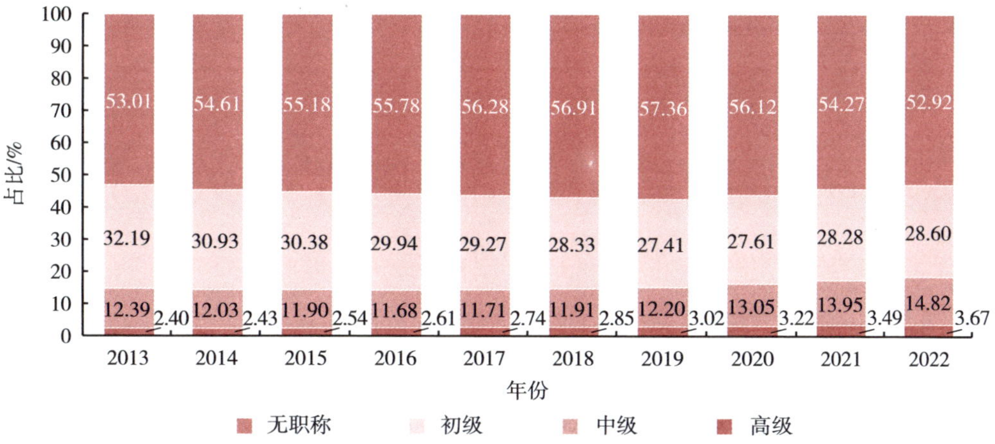

图 5-14　全国医院财会人员职称构成

参考文献

[1] 操礼庆，赵昕昱，陈旭，等. 业财融合背景下公立医院运营管理现状研究 [J]. 卫生经济研究，2021，38（3）：70-72，76.

[2] 王素贤，郭智萍，赵要军，等. 我国公立医院运营管理演变历程与发展趋势研究 [J]. 中国医院管理，2025，45（3）：15-17，27.

[3] 骆征洋，史穆然，杨照珩，等. 公立中医医院经济管理人员发展现状研究 [J]. 中国卫生经济，2025，44（1）：79-84.

[4] 窦剑峰. 公立医院财务队伍建设、转型与人才培养机制构建探索 [J]. 中国卫生经济，2022，41（5）：83-86.

[5] 谭晖. 公立医院财务队伍及人才培养现状 [J]. 卫生经济研究，2017，6（18）：59-60.

第六章　卫生健康经济管理人员胜任力模型研究基础

卫生健康经济管理队伍是推动卫生健康事业改革发展的重要力量。鉴于卫生健康事业的特殊性质，相比于一般的会计人员和管理人员，卫生健康经济管理人员的胜任力具有独特性。本章重点介绍了国内外医疗卫生机构不同类型、级别人员的胜任力模型。其中，管理人员的胜任力模型，其特点是兼顾专业能力及非专业能力。会计人员的胜任力模型，同时强调职业品质、专业知识、专业技能和管理素质等。从总体上看，尽管目前尚未形成较为公认、通用的卫生健康经济管理人员胜任力模型，但国内外对医疗卫生相关人员胜任力模型的研究和实践已具备较为坚实的基础，对于强化卫生健康经济管理人员胜任力的构建和完善，具有较大作用。

第一节　国际卫生健康经济管理人员胜任力模型

国际上，国外卫生组织、行业协会和专业研究机构分别针对行业内领导层、管理人员和具体从事经济管理业务的人员，构建了胜任力模型。

一、美国卫生机构管理者胜任力模型

美国卫生机构管理者胜任力模型（health leadership competency model）是由美国卫生机构管理者研究中心（National Center for Healthcare Leadership，NCHL）建立的跨专业领导能力模型，它为医院临床、护理、行政等所有类型、所有等级的优秀管理者应具备的胜任力提供了系统性框架。该模型最初于2003年建立，于2005年和2016年补充完善形成2.0版本和3.0版本。NCHL卫生机构

管理者胜任力模型3.0版本（图6-1）围绕4个“行动”领域和3个“赋能”领域的能力展开，包含28项核心能力。

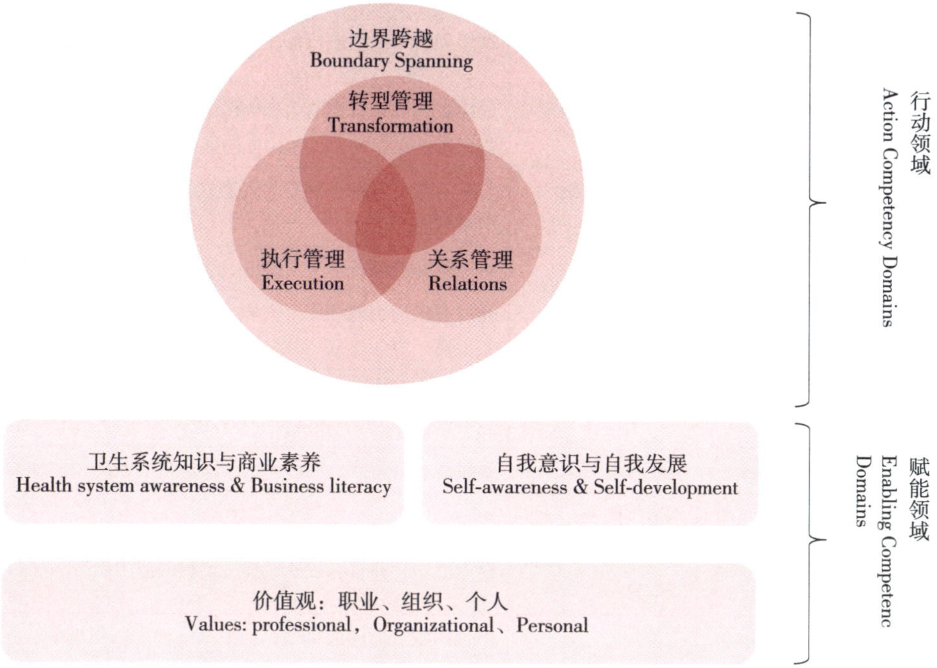

图6-1　美国卫生机构管理者胜任力模型3.0版本

其中，行动领域包含与管理者直接工作相关的能力，包括边界跨越、执行管理、关系管理和转型管理4个一级指标，对应21个二级指标。赋能领域涉及能够增强行动领域效果的核心专业知识和自我意识能力，包括价值观、卫生系统知识与商业素养、自我意识与自我发展3个一级指标，对应7个二级指标。具体一级、二级指标及含义详见表6-1。

表6-1　美国卫生机构管理者胜任力模型指标及含义

类别	一级指标	序号	二级指标	含义
行动领域	边界跨越			优化管理者的控制范围与其运营所在的部门、组织、社区和更广泛的网络之间的关系
		1	社区合作	使自己和组织的优先事项与社区的需求和价值观（包括文化和种族中心价值观）保持一致，并根据基于人口的健康需求和国家健康议程推动健康发展的能力

续 表

类别	一级指标	序号	二级指标	含义
行动领域		2	组织意识	理解和学习组织或行业（如利益相关者、供应商）中正式和非正式决策结构和权力关系的能力，包括识别真正的决策者和具有影响力个人的能力，以及预测新事件将如何影响组织内个人和团体的能力
		3	关系网络发展	与具有相似目标和利益的人建立、创建和维持专业关系网络的能力
	执行管理			将愿景和战略转化为支持组织绩效最大化的行动
		4	问责制	通过有效适当地利用个人职位或人格魅力，使人们对绩效负责、遵守规范和将组织长期利益铭记于心的能力
		5	成就导向	关注超越卓越的标准，标准可能涉及过去的表现、客观措施、竞争力、具有挑战性的目标或重新定义标准的创新
		6	分析性思维	通过逐步分解或追溯影响，加深对情况或问题的理解
		7	沟通技能——写作	在正式和非正式场合使用书面和口头交流来传递信息、建立共识，并富有成效地推进议程的能力
		8	沟通技能——演讲与引导	
		9	主动性	识别问题、障碍或机会，并根据这种识别积极采取行动来解决当前或未来的问题或机会
		10	业绩评价	理解、使用统计方法或循证技术来设定财务和业绩目标，以及衡量临床和组织绩效的能力
		11	过程与质量改进	分析、设计或改进组织流程的能力，过程与质量改进强调以用户为中心、可靠性、持续性的原则
		12	项目管理	计划、执行和监督涉及大量资源、范围和影响的大型项目的能力
	关系管理			通过榜样和行动，营造一种重视来自不同背景员工的组织氛围，提供健康和充满活力的工作环境，并鼓励每个人的持续发展
		13	协作	与其他个人或团队合作工作的能力
		14	影响力	说服、信服、影响或打动他人，使他们同意或支持自己的观点或立场的能力
		15	人际理解	能够准确听到和理解他人未说出口或部分表达的想法、感受和担忧，尤其是那些可能代表不同背景和截然不同世界观的人
		16	人才培养	建立组织人力资源才能及专业水平的广度和深度的能力，包括指导、培养、支持表现佳和潜力大的员工

续　表

类别	一级指标	序号	二级指标	含义
行动领域		17	团队领导	领导团队实现共同愿景和目标的能力，包括从组建能力均衡的团队，到设定使命、价值观和规范，以及让团队成员个人和团队对结果负责
	转型管理			创建和实施具有说服力和包容性的变革流程，以支持提高健康质量、效率和可及性
		18	领导变革	激励利益相关者并维持他们对方法、流程和战略变革承诺的能力
		19	信息搜集	一种对知识的渴望，以及与健康、组织、行业、专业趋势和发展保持同步的愿望，包括要求更准确的信息，搜寻有用的潜在机会或信息
		20	创新	以新的和突破性的方式处理个人工作和组织的能力，包括应用复杂的概念、开发创造性的解决方案或用新方式调整以前的解决方案
		21	战略定位	能够考虑商业、人口、民族文化、政治和监管政策对决策影响及制定战略的能力，以不断提高组织的长期成功和生存能力
赋能领域	价值观	22	职业责任与社会责任	道德规范、良好的职业操守、社会责任和社会服务的展现
	卫生系统知识与商业素养			了解卫生系统当前的业务和运营框架及其运作的动态环境，如社区、竞争、人力资源、财务、法律、政策和环境等
		23	财务技能	理解和解释财务和会计信息，编制和管理预算，以及做出合理的长期投资决策的能力
		24	人力资源管理	优化员工绩效评估、薪酬激励和培训开发等员工发展和其他管理实践，以满足组织的战略目标
		25	信息技术管理	能够看到行政和临床技术在支持流程和绩效改进方面的潜力，以及不断寻求提升技术的能力
	自我意识与自我发展			为不断提高自我认识、人际交往和健康幸福而采取的持续习惯和行动
		26	自我意识	准确了解自己的优势和发展需求的能力，愿意通过反思、自主学习和尝试新方法来解决发展需求
		27	自信	相信自己有能力成功完成工作的信念
		28	身心健康	养成有利于健康的习惯，并营造有利于自身和他人身心健康的工作氛围，包括树立健康习惯和做法的榜样，以及监测内部和外部环境以寻找改善健康的机会

二、美国国立卫生研究院胜任力模型

作为美国重要的医学与行为学研究机构，美国国立卫生研究院（National Institutes of Health，NIH）通过建立胜任力词典和模型，帮助员工与组织目标使命保持一致。NIH将胜任力分为知识、技能、素质和行为四大类，其中知识指从经验、学习或调查中认识和发展信息，技能指反复运用知识或能力的结果，素质指完成精神活动和实践任务的内在潜能，行为指个人应对特定情况的可观测反应。在此基础上，NIH建立了雇员胜任力词典，其中囊括了优秀雇员需要具备的基本知识、技能、素质和行为，并进一步组合构建了不同职业系列的胜任力模型。

NIH胜任力词典（Competencies Dictionary）概括了在NIH工作的所有类型岗位人员的全部核心胜任力要素，包括非专业能力、专业能力、领导力和管理能力、高层次能力4个方面、144项具体能力指标，具体指标详见表6-2。非专业能力包括作为NIH雇员的31项基本胜任力；专业能力代表特定功能领域所需的能力集合，包括道德伦理和法律法规、财经管理、行政管理、人力资源管理、科研、分析、信息技术、沟通交流8个功能领域的89项核心胜任力；领导力和管理能力是成为优秀管理者必需的基本能力，包括愿景式领导、培养和管理人才、战略决策3类的16项核心胜任力；高层次能力代表最高管理水平的胜任力集合，包括8项核心胜任力。

表6-2 NIH胜任力词典

一级指标	二级指标	三级指标
非专业能力		责任心；适应性；咨询援助；关注细节；变革管理；团队协作；沟通交流；持续改进；持续学习与自我提升；客户服务；制定决策；外部和组织意识；联邦和部门政策与程序的知识；影响和谈判能力；主动性；创新；人际关系；知识分享；杠杆效应；管理计划和项目；管理不确定性；计划和优化；政策领悟；展示和培训；问题解决；职业操守；定性和定量分析；灵活性；结果导向；团队合作；基础教学

续　表

一级指标	二级指标	三级指标
专业能力	道德伦理和法律法规	
	财经管理	采购财务管理；采购管理；采购计划；预算分配；预算分析；预算政策；合同管理；合同谈判与渠道选择；联邦会计程序与步骤；联邦预算程序；财务预算和计划分析；财务管理；筹资机制；对账和财务报告；信息公开
	行政管理	采购管理与决策；采购计划协作；决策支持；生物研究基础知识；经费协作；个案管理；个案管理协作；合同管理与决策协作；设施与空间决策；设施与空间决策协作；人员和空间管理；设施服务维护和运营管理；财务管理协作；捐赠决策；捐赠管理；内部资源管理；职业健康与安全知识；办公管理；流程管理；任务管理；项目管理；任务/项目决策；资产管理；资产管理协作；安全管理；安全管理协作；培训计划决策；差旅管理；差旅管理协作
	人力资源管理	平等就业；职位分类；薪酬待遇；多样性管理；平等就业机会投诉程序与替代性争议解决方案；平等就业机会投诉程序协助；平等就业机会特别重点项目（special emphasis programs，EEO）；员工福利；员工关系；联邦人力资源管理；人力资源协作；人力资源咨询；机构设置；劳动关系；军事人员管理；组织发展咨询；业绩管理；招聘；人员规划
	科研	生物医药和生物行为研究技能；科研评审管理
	分析	数据收集与分析；管理分析；组织战略支持；风险分析；战略规划
	信息技术	数据管理；新兴技术；组织架构；卫生信息学；信息管理；信息安全；信息系统管理；信息技术政策和规划；信息技术服务运营；网络和通信技术；软件工程；系统管理；系统分析和设计；网络化技术
	沟通交流	促进；信息生成与传递；科学知识；写作技能
领导力和管理能力	愿景式领导	领导变革；建立焦点；知识管理；了解公共部门运作方式；愿景
	培养与管理人才	培训；解决冲突；持续发展；授权；平衡多样性；监督；激励；绩效管理
	战略决策	决策质量；财务敏锐度；风险管理
高层次能力		实现预期结果；交流和倾听；创建支持科研任务的愿景；展现管理敏锐度；发展个人和组织才能；鼓舞他人；主导与公共部门的关系；协同工作

NIH针对组织内不同职业系列，通过筛选、组合胜任力词典中的胜任力指标，构建形成了适用于NIH所有职业系列的领导和管理岗位胜任力模型，以及财务会计、预算分析、合同管理、行政管理、信息管理等21个职业系列的岗位胜任力模型。表6-3和表6-4列举了领导管理岗位胜任力模型和预算分析岗位胜任力模型的具体胜任力指标及定义，分别包括16项和22项核心胜任力。

表6-3　NIH领导管理人员岗位胜任力模型指标及定义

胜任力指标	定义
领导变革	负责领导、指导和管理组织变革
建立焦点	以符合组织愿景和目标的方式协调人员和其他资源
知识管理	持续支持建立知识管理过程并提供工具，以确保组织持续生存能力及向愿景的发展
了解公共部门运作方式	了解联邦政府的运作及如何在这种环境下取得成果
愿景	建立并分享一个令人信服的组织使命感，以吸引和激励他人朝着共同目标前进
培训	指导他人最大限度地运用技能
解决冲突	使用多种方法来管理和解决问题、分歧和冲突
持续发展	建立自己和他人的专业技能和能力
授权	适当地分配责任和权力
平衡多样性	领导和管理一个包容性的工作场所，最大限度地发挥每个人的才能，以实现组织的愿景和使命
监督	无论与下属关系如何，帮助他人获得实现潜能所必要的意识、信心和资源，以实现他们的潜力
激励他人	激励他人致力于工作和组织卓越的承诺
绩效管理	开发和实施优化组织内个人绩效的策略
决策质量	结合对目标、风险、影响、机构和政府法规的考虑，做出合理决策
财务敏锐度	保持并运用对财务管理原则的广泛理解，以确保财务决策是合理且可信任的
风险管理	计划和执行能够避免、克服或补偿风险因素的措施

表 6-4　NIH 预算分析岗位胜任力模型指标及定义

胜任力	定义
指导	帮助其他人获得发挥其潜力所需的意识、信心和资源
注重细节	细节是任务或项目的较小项目或部分。注重细节表明任务或项目完成的准确度和精确度
客户服务	有效满足客户的需求
决策	及时做出正确的决定
诚实	个人行为中融入组织所重视的原则和道德
沟通	进行清晰、有效的沟通，能够理解他人
解决问题	准确评估问题并有效和高效地得出满意的解决方案
协作与合作	乐于与他人合作，形成战略联盟或伙伴关系，并从他们的经验中学习
数据收集、分析与解释	以客观、公正的方式从各种利益相关者和来源中寻找或收集和综合信息，通过数据分析得出结论、目标或判断，使战略和领导决策成为可能。数据分析与管理包括与数据分析、展示和交换相关的原则、技术等基本知识
问责制	对行为负责，包括报告、解释和对结果负责的义务
灵活性	对变化和新信息持开放态度，及时调整行为或工作方法以响应新信息、不断变化的条件或意想不到的障碍，并有效处理歧义
预算预测	利用当前的财务趋势来预测任何给定组织的未来财务趋势
预算分配	编制、分析和汇总特定期间可能的财务收入和支出，并在特定时间框架内为特定目的分配资金
联邦预算程序	理解并遵守联邦预算程序，包括预算的制定、呈现和执行
财政预算程序	了解政府机构如何制定预算，理解国会在制定所有部门预算中的作用
财务管理	运用关键的财务概念和实践来建立和维持现实的预算
财务敏锐度	以可能带来良好结果的方式，敏锐、敏捷地理解和处理业务
利用技术	有效利用信息、信息系统和技术来增加实现信息运营战略的协同作用
组织意识	了解组织的使命和职能，以及其社会、政治和技术系统如何在其中有效运作，包括组织的计划、政策、程序、规则和条例
流程管理	开发和监控流程并组织资源以实现预期结果
结果导向	关注预期结果，设定并实现具有挑战性的目标
自我管理	设定明确且切合实际的个人目标，在及时完成任务方面表现出高度的主动性、努力和承诺，在最少的监督下工作，表现出负责任的行为

同时，NIH还建立了胜任力熟练程度量表，作为个人胜任力水平的预期标准和衡量工具，分为入门级、初级、中级、高级和专家级五个级别，用于对照了解、评价个人能力水平与优秀标准的差距，详见表6-5。

表6-5 NIH胜任力熟练程度量表

序号	熟练程度	能力要求与实现路径
1	入门级（基本知识）	能力要求：对基本的技术和概念有常识或理解 实践路径：专注于学习
2	初级（有限经验）	能力要求：在课堂或实验场景或实习中获得的经验程度，在完成技能过程中需要帮助；理解并能讨论与能力相关的术语、概念、原则和问题 实现路径：注重在职经验的发展；充分利用各种参考资料和资源材料
3	中级（实践应用）	能力要求：能够按照要求完成工作任务，有时可能需要专家的帮助，但通常可以独立完成这项技能；理解并能够讨论相关领域中流程策略，以及过程更改的应用和影响 实现路径：专注于应用和提高知识或技能
4	高级（运用理论）	能力要求：能够在没有帮助的情况下执行与相关技能有关的操作；将与此能力相关的复杂细微差别翻译成易于理解的形式，并能够指导他人应用；当难题发生时，被组织认为是“可以给出答案的人” 实践路径：广泛关注组织和专业问题；始终如一地就过程或实践改进提供相关、可操作的想法和观点；参与高层讨论；协助开发胜任力相关的参考资料和资源材料
5	专家级（公认的权威）	能力要求：作为领域专家，能够提供指导、排除困难，并回答与专业知识和技能应用领域相关的问题；在NIH或外部组织中，被认为是该领域公认的专家 实践路径：战略性是关键；在多个项目或组织中应用这种能力，表现出一贯的卓越；为相关技能创建应用领域或引领参考指南的发展；在讨论和演讲中充分详细地描述或解释与组织问题和趋势相关的过程要素和问题，以促进内部同事和外部参与者更好地理解

三、英国国家卫生服务体系财经技能胜任力框架

作为英国福利制度的象征，英国国家卫生服务体系（National Health Service，NHS）的主要经费来源于税收和政府公共资金投入，财经工作是NHS工作的重要组成部分。然而，随着人口老龄化及日益复杂的医疗保健需求，NHS

需要承诺和应对的医疗保健支出在不断增长，对财经从业人员的胜任力要求也持续提高。除了精通政府资金的财务规划、分析、管理和控制，确保公共资金在医疗护理方面的有效使用，NHS财经人员还被要求成为“为医疗保健增加价值的问题解决者”和“具有广阔商业视野的管理者”。

2019年，经过急性疾病医院联盟、临床委托小组、心理健康和社区服务机构联盟等NHS内部机构财经专业人士的整合，NHS财务部门下属教育学院开发财经技能胜任力框架。该框架作为NHS财经人员和经理有效履行职责所需要的能力要素清单，包含3大类、22项具体胜任力要求，详见图6-2。

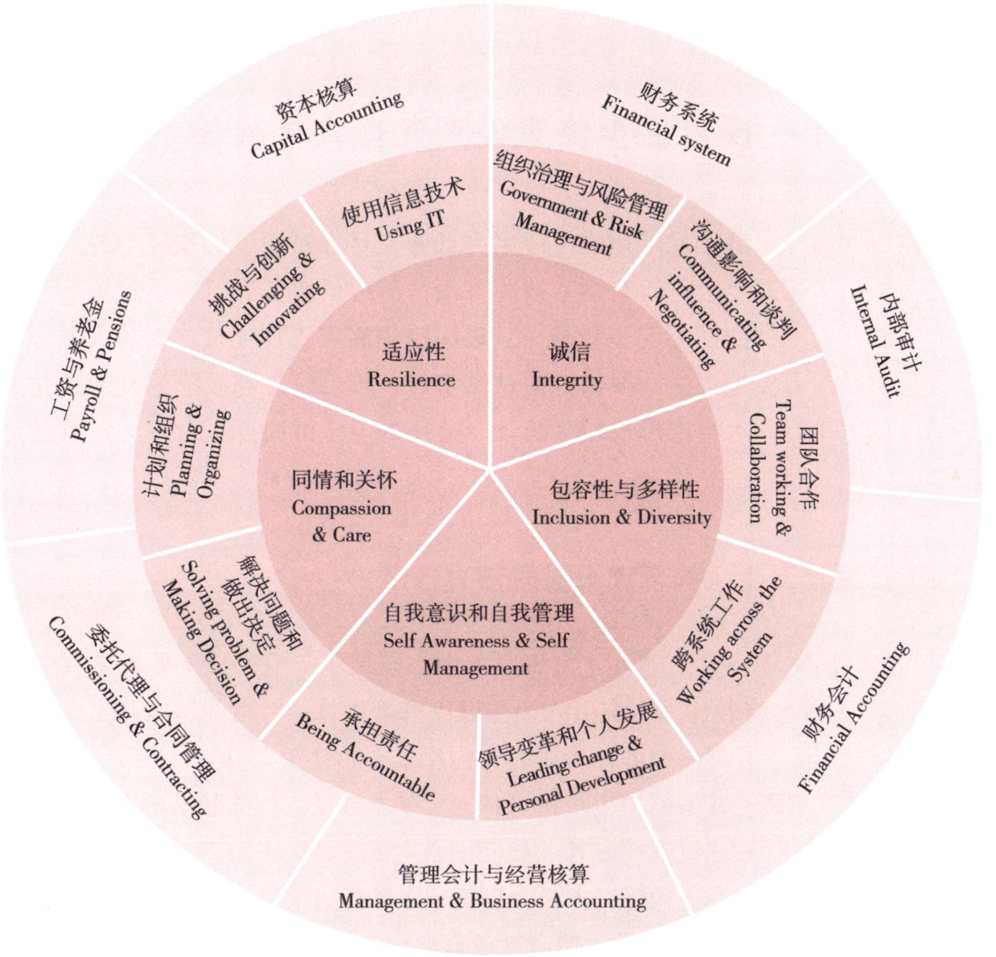

图6-2 英国NHS财经技能胜任力框架

（1）个人素质和态度被界定为至关重要的胜任力，包括诚信、自我意识和自我管理、同情和关怀、适应性、包容性和多样性5项具体胜任力。这类胜任力没有等级之分，但难以后天培训开发。

（2）核心能力指开展工作所需要的通用能力，包括沟通影响和谈判、团队合作、跨系统工作、领导变革和个人发展、承担责任、解决问题和做出决定、计划和组织、挑战与创新、组织治理与风险管理、使用信息技术10项具体胜任力，每项胜任力对应3种能力程度。

（3）财经技能概述了财经职能中的主要技术领域或工作族群，包括财务会计、管理会计与经营核算、委托代理与合同管理、资本核算、工资与养老金、内部审计、财务系统7项具体胜任力，每项胜任力对应4种能力程度。

第二节　国内卫生健康经济管理人员胜任力模型

截至2024年，我国已经出台了一系列政策文件，对卫生健康经济管理人员胜任力提出了相关要求。但在学术研究方面，国内研究者针对卫生健康行业从业人员胜任力模型的研究起步较晚，且以医院中高层管理人员、医护人员、财务人员的胜任力模型为主，缺少针对从事审计、价格管理和政府采购等工作人员的胜任力模型，也暂未形成较为公认、通用的卫生健康经济管理人员胜任力模型。

一、医疗卫生机构管理人员胜任力模型

2005—2006年，卫生部人才交流服务中心开展了“卫生机构管理者岗位胜任力研究”，首次将胜任力研究引入卫生健康管理领域，针对我国医疗卫生服务机构的领导人员，开展岗位胜任力研究并构建相应的胜任力模型，形成了一系列研究成果。该项研究在编制卫生机构管理人员基本胜任力词典的基础上，运用行为事件访谈法，针对三级医院院长、疾控中心主任、社区卫生服务中心主任、乡镇卫生院院长四类卫生机构管理人员分别构建了胜任力模型。

（1）三级医院院长胜任力模型包括成就取向、激励、影响力、分析性思维、决策能力、使人有责任心、创新力、求知欲、愿景领导力、经营能力、适应性思

维和前瞻性思维12项鉴别性胜任力。这是因为三级医院作为我国高水平医疗卫生服务的主要提供者，其领导人员不仅要具备更好地完成工作或达到绩效标准的强烈意愿，即成就取向，也要具备较强的激励和感召力，充分调动影响下属的积极性，以促进工作绩效更上台阶。

（2）疾控中心主任胜任力模型包括沟通、权威、发展下属、激励、成就取向、工作激情、影响力、社会责任感、相关知识和技术专长9项鉴别性胜任力。由于疾控中心主任岗位兼具行政职能和专业技术管理属性，不仅要承担或激励下属落实基本公共卫生服务均等化的目标任务，还须具备专业知识提高疾控工作管理效率。此外，研究还发现疾控中心主任应具备的6项基准性胜任力，包括决策能力、问题解决能力、人际洞察力、诚信正直、质量与秩序意识、前瞻性思维。

（3）社区卫生服务中心主任胜任力模型包括服务意识、组织权限意识、分析性思维、管理组织文化、竞争意识、发展下属、建立人脉、自信和沟通9项鉴别性胜任力。乡镇卫生院院长胜任力模型包括成就取向、关注质量和秩序、使人有责任心、公平公正、权威、领导团队、决策能力、相关知识和技术专长、自我控制、自信、灵活性11项鉴别性胜任力。结果说明，相比于三级医院院长和疾控中心主任在发展意愿、激励和影响他人方面的胜任力，基层卫生机构管理人员更强调建立人脉、灵活性、自我控制等与建立服务群体关系、处理矛盾突发事件相关的胜任力。

李文（2006）基于胜任力分级素质辞典（Hay-McBer公司），建立了包含41项胜任力的《医院院长胜任力辞典》，并运用行为事件访谈法对山东和江苏30所三级医院院长胜任力进行研究，从中区分了基准胜任力和鉴别胜任力，从而构建形成优秀医院院长胜任力模型和医院院长基准胜任力模型（图6-3）。

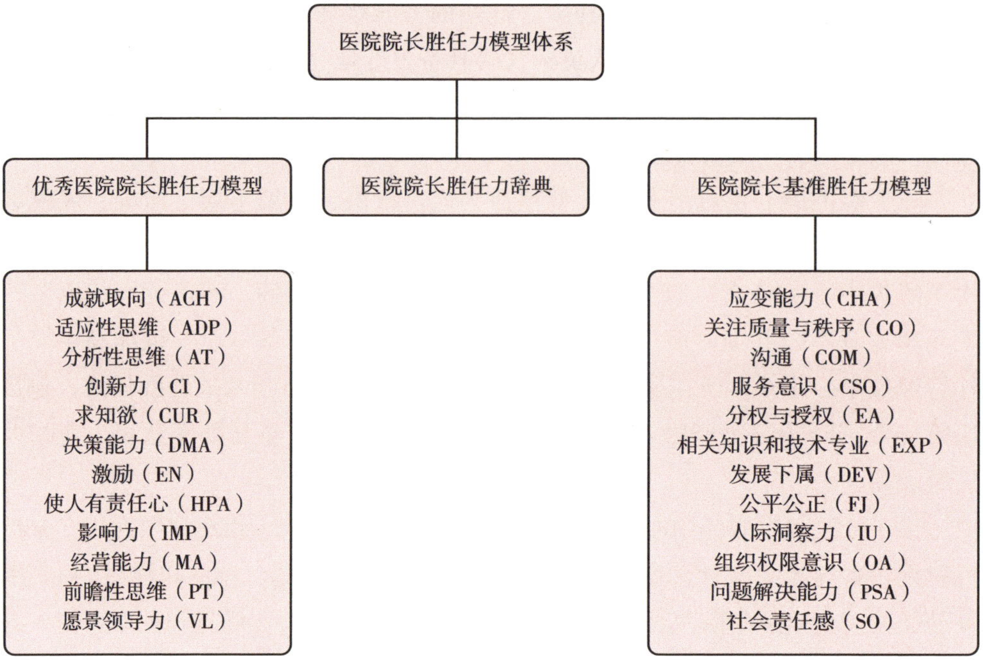

图6-3　医院院长胜任力模型体系（李文，2006）

对比来看，三级医院院长的基本胜任要求体现在医疗、管理知识、技术专长，坚持公益性和医疗安全的政治责任，履行社会责任，组织管理能力四个方面。在该模型中，坚持公益性和医疗安全的政治责任主要涉及组织权限意识、关注质量和秩序、公平公正3个指标；履行社会责任主要涉及社会责任感、服务意识2个指标；组织管理能力主要涉及应变能力、分权与授权、沟通、人际洞察力、发展下属、问题解决能力6个指标。而表现优秀的院长，在成功意愿与行动力、领导力和影响力、规划和决策能力、思维和创新能力方面，具备更高层次和程度的胜任力，主要涉及指标包括：成就取向、求知欲，愿景领导力、影响力、激励、使人有责任心，经营能力、决策能力，前瞻性思维、分析性思维、适应性思维、创新力。

鲁翔和赵曙明（2008）通过分析医院高层管理者作为医疗专家、学术带头人和医院管理者承担的“医、教、研、管”多重职责，建立了专家型医院高层管理者专业胜任力和管理胜任力的双核模型（图6-4），即以专业胜任力和管理胜任力为核心的胜任力模型。其中，专业胜任力指作为医学专家，具备提供、从事高水平医疗服务和医学研究的能力，包括医疗能力、科研能力、教学能力及知识应用

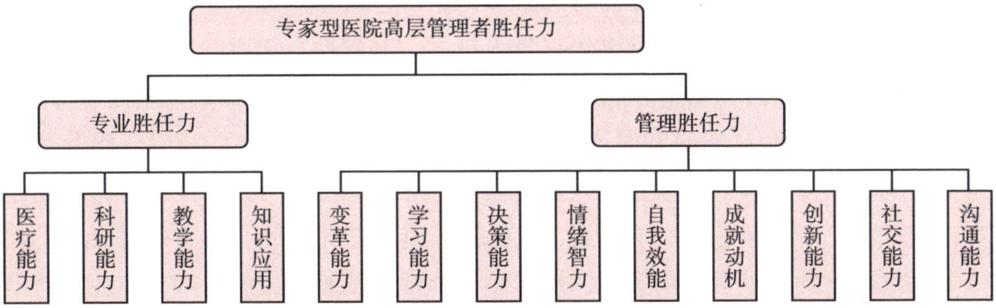

图6-4　医院高层管理者专业胜任力和管理胜任力的双核模型（鲁翔和赵曙明，2008）

4项胜任力；管理胜任力指作为管理者应具备的知识、技能、行为和态度，是知识技能与经验素质的结合体，包括变革能力、学习能力、决策能力、情绪智力、自我效能、成就动机、创新能力、社交能力和沟通能力等9项。研究认为，医院高层管理者应具备多重角色的胜任力，不仅应掌握系统全面的医学专业知识和技能，熟悉医院运营业务流程，还需熟悉管理学、经济学、心理学等相关的知识和技能，以应用科学管理方法代替经验管理，同时还要具备带领团队完成内部管理和外部拓展工作的综合素质和管理能力。

孙东屹（2012）通过收集、梳理自2009年新医改后与公立医院改革相关的政策文件，分析得出公立医院院长为适应新医改目标的岗位职责新要求，包括执行政府指令、履行社会责任、医院内部管理3大类，以及突发公共卫生事件应急处置管理、支援协作管理、医疗质量与安全管理、医疗费用管理、服务品质管理、医院战略管理、医疗效率管理、资产运营管理、可持续发展能力建设9项具体职责。在此基础上，通过归纳法与演绎法相结合的研究方法，构建并论证了公立医院院长应具备的14项胜任力，具体是规划能力、决策能力、创新能力、综合分析能力、沟通协调能力、激励下属、分权和授权、诚实正直、社会责任感、公平公正、职业精神、团队精神、服务意识和竞争意识。

二、医院财务人员的胜任力模型

医院财务人员包括总会计师、财务处长、财务科长、财务主管及普通财务会计人员。其中，总会计师既是医院管理高层，也是财务人员，应有医院管理人员共性的、基本的能力和素质，同时具备主管医院会计信息、价值管理、资金筹划、财务监督等财务专业工作的特殊素质，兼有“通才”与“专才”角色。

陈哲娟等（2011）将医院高级管理人员的“基础性”素质能力与总会计师的“专业性”素质能力相结合，构建了医院总会计师的岗位胜任力模型（图6-5），包括职业品质、专业素质和管理素质3个维度的15项胜任力。其中，职业品质是指医院总会计师作为专业会计人员应具有的专业态度和行为规范，包括诚信正直、责任心、客观公正和社会责任感4项胜任力，良好的职业品质是总会计师保持职业判断、勤勉尽责的前提，构成了总会计师岗位胜任力的基础。专业素质是医院总会计师对经济事项进行专业判断的工具，包括基础和专业知识、资源管理能力、财务控制能力、财务分析能力、风险防范与处理能力5项胜任力。管理素质是医院总会计师作为医院管理者的素质和能力，包括决策与规划能力、组织领导能力、学习能力、创新能力、解决问题能力和沟通协调能力6项胜任力，管理素质胜任力是构成总会计师与一般会计师胜任力差异的最主要表现。

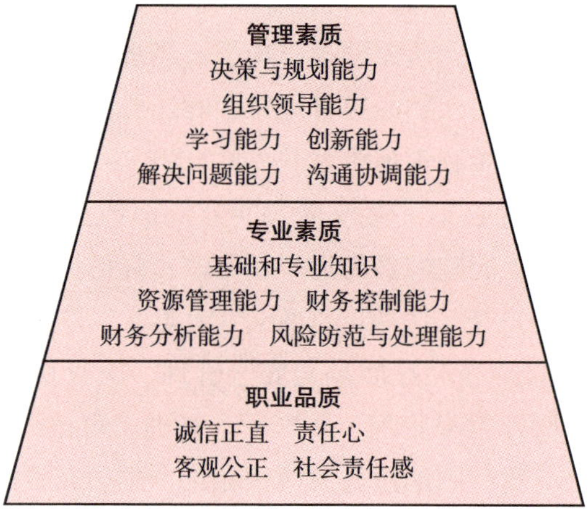

图6-5　医院总会计师胜任力模型（陈哲娟等，2011）

张宏等（2012）通过对国内外医疗卫生行业财务主管岗位胜任力进行检索和元分析，得到医院财务主管的57个胜任力，详见表6-6。在此基础上，邀请山东省内二级、三级医院超过400位财务主管参与重要程度评分。此处的财务主管，主要指医院总会计师，而在没有设立总会计师岗位的医院里，则指财务处长或科长。评分数据显示，医院财务主管普遍认为“知识类”和“个性类”的胜任力要比“能力类”“意识类”“管理类”的胜任力更重要。而在不同类别的胜任力中，“很重要”的胜任力有多项，具体为：①个性类，责任感、诚信正直、公平公正和自我控制。②能力类，财务预算能力、财务控制能力、财务分析能力、财务决策能力、资金管理能力和问题解决能力。③管理类，团队协作。④意识类，理财意识和成本控制意识。⑤知识类，相关知识和技术专长。

表6-6　医院财务主管胜任力模型（张宏等，2012）

类别	胜任力指标	类别	胜任力指标
个性类	责任感	管理类	团队协作
	诚信正直		使人有责任心
	公平公正		团队领导
	自我控制		分权与授权
	自信		激励
	工作激情		交流沟通
	坚韧性		发展下属
	组织承诺		影响力与感染力
能力类	财务分析能力		冲突管理
	财务控制能力		开发领导
	资金管理能力		建立人脉
	财务决策能力		人际洞察力
	财务预算能力		权威/果断与职权运用
	问题解决能力		公关
	政策分析能力	意识类	成本控制意识
	风险防范与管理能力		理财意识
	实物资产管理能力		准确意识
	战略规划与管理能力		服务意识
	时间管理		自我认知
	前瞻性思维		主动性
	应变能力		监控意识
	创新力		竞争意识
	灵活性		信息寻求
	资源管理		组织权限意识
	谈判技巧		成就取向
	愿景领导力	知识类	相关知识和技术专长
	适应性思维		终身学习意识
	概念性思维		学习能力
	管理组织文化		

张灵智（2008）通过文献研究法、团体焦点访谈法、行为观察法、德尔菲法等多种方法收集信息、数据，分析形成A医院财务处处长胜任力的过渡模型，分为专业胜任素质、心理胜任素质、职业操守素质、行为胜任素质4种类别，12种二级子类、29项具体胜任力，具体胜任力指标见表6-7。在此基础上，采用问卷调查法，确定问卷的信度、效度指标，应用主成分法因子分析各胜任力的重要性，得出自信、爱岗敬业、角色定位、成本核算管理能力、团队建设是较为重要的胜任力。

表6-7　A医院财务处处长胜任力模型（张灵智，2008）

大类	大类下的二级子类	胜任力要项
专业胜任素质	专业知识和技能	投融资管理能力
		成本核算管理能力
		财务报表分析能力
		预决算能力
	医院知识（了解医院的基本经营管理状况）	医院知识
	专业经验	工作经验
心理胜任素质	智力	逻辑思维能力
		分析推理能力
	个性	身心健康
		情绪稳定
		耐心细致
		自制力
	动机	成就导向
		主动性
	自我认知	自信
职业操守素质	企业价值观	组织认同
		爱岗敬业
		诚实守信
	行业准则与社会道德规范	廉洁清正

续　表

大类	大类下的二级子类	胜任力要项
行为胜任素质	自我管理（影响力）	角色定位
		心智修炼
		时间管理
	员工管理（领导力）	员工激励
		员工培育
		团队建设
	工作管理（执行力）	目标管理
		有效授权
		有效沟通
		绩效评估

王启昭等（2020）运用德尔菲专家咨询法和层次分析法，构建了公立医院初级、中级、高级会计人员胜任力指标体系，分别包含专业价值观、专业知识、专业技能与素养3个一级指标，以及14个二级指标，一级指标内的二级指标权重由高到低排序见表6-8。可见，随着职级的提高，胜任力要素转为更注重综合技能与管理素养的提升。

表6-8　公立医院初级、中级、高级会计人员胜任力指标体系（王启昭等，2020）

	初级会计人员（助理核算层）	中级会计人员（业务主管层）	高级会计人员（领导决策层）
专业价值观	遵纪守法	遵纪守法	遵纪守法
	爱岗敬业	爱岗敬业	清正廉洁
	公共服务意识	清正廉洁	爱岗敬业
	客观公正维护	客观公正维护	客观公正维护
	清正廉洁	公共服务意识	公共利益
	公共利益	公共利益	公共服务意识

续 表

	初级会计人员（助理核算层）	中级会计人员（业务主管层）	高级会计人员（领导决策层）
专业知识	基础会计知识	医院成本核算	财务分析与决策
	政府会计知识	全面预算管理	财务成本管理
	公共政策法规知识	财政及税务知识	医院内部控制
	信息披露知识	医院内部审计	战略风险管理
专业技能与素养	会计核算能力	财务分析预测能力	运用管理会计工具能力
	利用会计软件能力	政策解读能力	业财融合能力
	逻辑思维能力	沟通协调能力	人才队伍建设能力
	持续学习能力	团队协作能力	制度建设能力

综上所述，卫生健康经济管理人员胜任力模型，要体现卫生健康经济管理人员完成本职责工作所需要的胜任力要素的集合。医疗卫生公益性的根本属性，决定了卫生健康经济管理不能完全适用于一般的经济管理理论。相较于一般的会计人员和管理人员，卫生健康经济管理人员要兼顾公益性和效益性，其胜任力要求更加复杂和多元，即不仅要具备通用的经济管理知识和技能，而且要深刻认识领悟卫生健康事业的发展目标，使个人政治素质、职业素养和深层次的能力与医疗卫生高质量、现代化发展相契合。

参考文献

[1] National Institute of Health：Competencies Dictionary [EB/OL]. [2023-09-30]. https://hr.nih.gov/working-nih/competencies/competencies-dictionary.n.d.30 September 2023.

[2] National Institute of Health：Suggested Budget Analysis（GS-560）Competency Model [EB/OL]. [2023-09-30]. https://hr.nih.gov/working-nih/competencies/occupation-specific/suggested-budget-analysis-gs-560-competency-model.n.d.30 September 2023.

[3] 尹爱田. 疾病预防控制中心主任胜任力研究 [J]. 中华医院管理杂志，2006（10）：678-680.

[4] 张愈. 社区卫生服务中心主任胜任力研究 [J]. 中华医院管理杂志，2006（10）：673-675.

[5] 江启成. 乡镇卫生院院长胜任力研究 [J]. 中华医院管理杂志，2006（10）：676-678.

[6] 李文. 医院院长胜任力模型研究 [D]. 济南：山东大学，2006.

[7] 鲁翔. 大型公立医院专家型高层管理者双核胜任力模型研究 [J]. 学海，2008（1）：169-173.
[8] 孙东屹. 我国公立医院院长岗位职责与胜任力标准研究 [D]. 济南：山东大学，2012.
[9] 陈哲娟，张光鹏，方素珍. 医院总会计师的职责与岗位胜任力 [J]. 卫生经济研究，2011，(10)：14-16.
[10] 张宏，陈哲娟，董先雨，等. 山东省医院财务主管胜任力及影响因素研究 [J]. 中国卫生资源，2012，15（2）：137-139.
[11] 张灵智. A医院基于胜任力模型的财务处处长聘任研究 [D]. 杭州：浙江大学，2008.
[12] 王启昭，李洋，毛静馥，等. 公立医院会计人员胜任能力评价体系研究 [J]. 中国卫生经济，2020，39（6）：82-84.

第七章　新时代卫生健康经济管理人员胜任力模型构建

构建新时代卫生健康经济管理人员胜任力模型，对于指导未来人员选聘、评价、培训具有重要指导意义。本章系统介绍了构建卫生健康经济管理人员胜任力模型的基本过程。首先，系统梳理国家有关政策文件，提炼关键要求和核心指标，建立不同层次的卫生健康经济管理人员的胜任力指标体系。其次，经过专家咨询和筛选，优选形成指标体系，作为不同类型、级别经济管理人员的胜任力词典。再次，针对医院党委书记和院长、副院长和总会计师、中层干部，从指标中选择适宜的胜任力要素，构建不同类别、级别卫生健康经济管理人员的胜任力模型。最后，通过相关人员自我评价的方式，确定不同类别、级别卫生健康经济管理人员的胜任力模型。本章对卫生健康经济管理人员的胜任力指标的具体内涵进行了界定，从而为胜任力培训等工作奠定基础。

第一节　卫生健康经济管理人员胜任力模型构建思路

卫生健康经济管理人员是推动我国公立医院和卫生健康事业高质量发展的重要力量。进入新时代，卫生健康事业高质量发展及改革任务的落实，急需一大批具有战略思维、系统思维和创新思维的高素质、复合型、专业化的卫生健康经济管理人才。

当前，政府部门和行业协会等分别从政策和模型指南角度，对新时代卫生健康经济管理人员胜任力提出了新要求。在中国卫生经济学会的支持下，中国医学科学院北京协和医学院和中山大学附属肿瘤医院联合课题组，围绕三级公立医院卫生健康经济管理人员的工作职责和胜任力开展进一步的系统研究，构建了新时代卫生健康经济管理人员胜任力模型。

根据面临的新形势、新任务，围绕深化医药卫生体制改革、医保制度改革、财税体制改革及预算管理制度改革等内在需求，课题组在文献分析的基础上，借鉴其他学科研究中已经运用的比较成熟的胜任力建模方法，包括开放式问卷调查、团体焦点访谈、行为观察、行为事件访谈（BEI）和德尔菲专家咨询法，并结合统计分析技术，构建并检验三级公立医院各类卫生健康经济管理人员胜任力模型，实现理论构建与实证研究的互相印证。新时代卫生健康经济管理人员胜任力模型构建思路如下。

（1）提出胜任力指标体系。在对三级公立医院卫生健康经济管理人员分类和职责内容研究的基础上，梳理与整合有关胜任力和各级各类卫生健康经济管理人员素质与工作活动的文献资料，筛选、归纳出公立医院各类卫生健康经济管理人员通用胜任力指标，包括知识、技能、能力和驱动力等维度。同时，从开放式问卷调查和团体焦点访谈结果中收集描述卫生健康经济管理人员胜任力的词汇和指标，初步提出特异性和敏感性较高的卫生健康经济管理人员胜任力指标体系，为行为观察和关键事件行为访谈奠定基础。

（2）胜任力指标预调查。选取具有典型样本特征的卫生健康经济管理人员，对高级、中级与初级人员开展分层抽样行为事件访谈和工作行为观察，修改完善初步提出的胜任力指标体系。

（3）胜任力指标专家咨询。基于上一步骤完善后的胜任力指标体系，开展两轮德尔菲专家咨询法，邀请卫生健康经济管理专家对选取指标按照重要性程度、相关性、可操作性进行打分，并进行结果分析。根据专家咨询结果，初步建立并验证、修正模型，最终构建三级公立医院各级各类卫生健康经济管理人员胜任力模型。

（4）胜任力指标的内涵界定。进一步对每个指标的基本内涵进行研究和界定，明确每一项指标所涵盖的知识体系、能力要求、素质内涵，为开展卫生健康经济管理人员胜任力模型的评价、考核、培训等奠定基础。

第二节　卫生健康经济管理人员胜任力政策文件分析

基于研究的整体思路，在构建胜任力模型前，课题组从现有政策文件入手，通过收集含有“卫生健康、经济、会计、管理”等关键词的政策文件，系统分析卫生健康经济管理人员、公立医院领导、总会计师、财务部门负责人等不同类型和级别人员的岗位职责与能力要求，并结合国内外主要研究进展及国际组织、典型国家相关机构提出的胜任力模型，一同形成我国卫生健康经济管理人员胜任力的基本数据库。

一、卫生健康经济管理人员相关要求

2014年，国家卫生计生委印发《卫生计生经济管理队伍建设方案（2014—2020年）》，首次提出加强卫生计生经济管理队伍建设，形成具有卫生计生行业特点、适应深化医改经济管理发展任务的复合型经济管理队伍。

建设方案提出以能力建设为核心，以卫生计生改革发展、卫生计生经济政策、行业财务制度和会计制度为重点，以在岗培训为主的继续教育为主要形式，明确了卫生计生经济管理人员“335”培训工程，即面向领导干部、领军人才、全体工作人员3个层次，面向强化基本理论、基本知识、基本技能3个方面，覆盖财务、审计、价格、资产、绩效管理5个领域，全面培养卫生计生行政部门经济管理人员教育培训工作。同时，该建设方案确定了2020年要建成的人才队伍胜任力目标：具有全局战略思维、素质良好、能力突出、具备较高职业道德和操守、符合卫生计生经济管理工作特点、适应卫生计生改革发展的专业型、研究型、综合型经济管理“三型队伍”。

“十三五”期间，国家卫生健康委员会财务司每年举办全国卫生健康经济大讲堂，面向省级卫生健康委和预算单位主要负责人、分管财经负责人、总会计师、总审计师、财务处长、审计处长、资产处长等领导干部，以及从事会计审计、项目管理、价格管理、政府采购、资产管理等主要工作人员，开展卫生健康经济管理领域胜任力的专题培训，培训内容涵盖宏观微观经济理论和管理实务操作，主要包括：①财政体制改革，领导干部经济责任意识。②预算、财务、内部审计、价格、资产管理理论与实务，行业财务与会计制度，医院成本核算，部门预决算。③资金监管，国库集中支付工作。④医疗服务价格、支付方式、价格监管。⑤采购计划及执行。⑥大型医用设备管理。⑦医院经济管理、绩效管理。⑧行政事业单位资产管理，行业扶贫、定点扶贫、对口支援等。

为进一步加强新时代卫生健康系统经济管理队伍建设，国家卫生健康委于2020年印发《卫生健康经济管理队伍建设方案（2021—2025年）》。新方案围绕打牢专业基础和服务卫生健康事业高质量发展要求，通过延续“335”培训工程，不断完善具有卫生健康行业特点、适应事业改革发展的培训制度，确立了2025年要建成的人才队伍胜任力目标：政治素养过硬、专业基础扎实、业务素质优良、人员结构合理的卫生健康经济管理队伍，为卫生健康经济领域治理体系和治理能力现代化、卫生健康事业改革发展提供人才和智力支持。

作为升级版培养方案，新方案进一步强调卫生健康经济管理领导干部和部门负责人应具备适应健康中国建设、深化医药卫生体制改革等任务的深层次能力。其中，高层管理人员应具备宏观经济管理能力、战略决策能力和领导能力，部门负责人应具备大局意识和宏观思维能力等。

二、公立医院领导相关要求

2017年，中共中央组织部、国家卫生计生委联合印发《公立医院领导人员管理暂行办法》，对公立医院领导人员应具备的基本资格和能力作出了规定。

（1）具有较高的思想政治素质，重视政治理论学习，坚持为人民健康服务的方向，认真贯彻卫生与健康工作方针，自觉履行公立医院的政治责任和社会责任，提高思想意识和政治站位。

（2）具有胜任岗位职责所必需的专业知识和职业素养，熟悉医疗卫生行业发展情况和相关政策法规，有先进的医院管理理念和实践经验，业界声誉好。

（3）具有较强的组织领导和沟通协调能力，自觉贯彻执行民主集中制，富有改革创新精神，坚持依法治院、以德治院，善于构建和谐的医患关系。

（4）具有强烈的事业心和责任感，热爱医疗卫生事业，坚持原则，敢于担当，忠于职守，勤勉尽责，能够全身心投入工作，实绩突出。

（5）具有良好的品行修养，带头践行社会主义核心价值观，自觉弘扬“敬佑生命、救死扶伤、甘于奉献、大爱无疆”的职业精神，以人为本，仁心仁怀，严于律己，廉洁从业。

（6）在任职条件方面提出以下要求：一般应有大学本科以上文化程度；五年以上医疗卫生或其他领域管理工作的经历，三级医院领导人员则一般应有十年以上的工作经历；医院行政领导人员应经过国家认可的医院院长职业化培训。确因特殊情况在提任前未达到培训要求的，应当在提任后一年内完成。

2022年，中共中央办公厅印发《推进领导干部能上能下规定》，列举领导干部的德、能、勤、绩、廉与所任职务要求不符的具体情形，如缺乏应有的政治判断力、政治领悟力、政治执行力，理想信念动摇、重大原则问题立场不坚定，担当和斗争精神不强、紧要关头临阵退缩，在构建新发展格局、推动高质量发展上不积极不作为，事业心和责任感不强，领导能力不足、工作推进不力或出现较大失误，作风不严不实，品行不端，行为失范等，鲜明亮出了领导干部胜任力的基本要求。

总体上，公立医院领导岗位胜任力可归纳为政治强、促改革、懂业务、善管理、敢担当、作风正六个方面。首先，较高的思想政治素质是在党管干部和党管人才的原则下，公立医院领导岗位胜任力的根本要求。其次，医疗卫生、经济管理等相关的专业知识，以及作为管理者的管理能力和职业素养，是落实深化医药卫生体制改革、引领卫生健康经济管理发展的核心要求。其中，管理能力包括较强的组织领导力和沟通协调能力、改革创新精神等，职业素养包括敢于担当、忠于职守、勤勉尽责、实绩突出等强烈的事业心和责任感，以及以人为本、仁心仁怀、严于律己、廉洁从业等良好的品行修养。

三、总会计师相关要求

1. 总会计师的职责及应具备的资格能力

2017年，国家卫生计生委、财政部、国家中医药管理局印发《关于加快推进三级公立医院建立总会计师制度的意见》，明确总会计师作为医院领导成员，主要职责是协助院长管理医院经济和运营工作，对院长负责并承担相应的领导和管理责任：一是依据国家法律法规，组织领导医院的经济管理和会计核算工作，确保遵守财经纪律，保护国家财产。二是参与医院重大财务、经济事项的决策并对执行情况进行监督。

除了满足公立医院领导人员任职资格要求，任职总会计师人员还应同时具备以下四个方面的资格能力要求。

（1）原则上应当具有大学本科以上文化程度。

（2）政治素质和思想道德要求。坚持马克思主义指导思想，坚定共产主义远大理想和中国特色社会主义共同理想，注重政治理论学习，自觉强化政治意识、大局意识、核心意识、看齐意识，坚持原则、廉洁奉公、诚实守信、客观公正，具有担当精神。

（3）专业能力和工作年限要求。熟悉财经法规，精通会计、财务、审计、金融、税法等专业知识，并具备下列条件之一：①财经类高级专业技术资格。②具有注册会计师资格和5年以上的财务会计工作经历。③取得会计师任职资格后，具有3年及以上主管单位整体或重要领域财务工作的经历。④具有15年及以上从事财务、会计、审计、资产等管理工作经历，且任经济管理部门主要领导职务3年以上。

（4）综合管理能力要求。具备全面、扎实的医疗卫生行业业务知识，熟悉行业情况；较强的组织领导能力、决策能力、创新能力和财务管理能力。

2. 总会计师的胜任力

2019年，国家卫生健康委办公厅印发《国家卫生健康委预算单位总会计师培养计划实施方案》，提出了涵盖党性教育、思想政治理论学习、卫生健康经济管理专业能力、领导才能和综合素养等内容的总会计师培养计划，侧面反映了对总会计师胜任力的要求。根据培养计划的总目标，总会计师人才队伍应当政治过硬、本领高强、能够适应新形势新任务新要求，由一批具备战略、法治、创新、系统、历史、辩证、底线思维能力，精于卫生健康行业经济管理的高素质、专业化、复合型人才组成。总会计师的胜任力主要表现为以下方面。

（1）政治站位牢固，党性品质优良。信念坚定、为民服务、勤政务实、敢于担当、清正廉洁，深入学习贯彻马克思列宁主义、毛泽东思想、邓小平理论、“三个代表”重要思想、科学发展观、习近平新时代中国特色社会主义思想，熟悉中国共产党章程、党内法规制度、党风廉政建设及党的奋斗历程、优良传统和价值观等。

（2）知识储备和专业能力全面且扎实。熟悉卫生经济理论、国外卫生健康管理改革经验、健康中国战略、我国医药卫生体制改革、社会保障政策、经济法律法规、财税体制改革、宏观经济形势等，具备政策把控能力；熟练应用管理会计、投资理论与实践，探索生物医药技术发展、新经济专题（数字经济、云技术、人工智能）等。

（3）领导才能优异。具有战略全局观念、改革创新意识，以及团队建设能力、沟通激励能力、感召力、前瞻力、影响力、决断力和控制力等管理艺术。

（4）综合素养较高。具备人文精神与人文素养、演讲与口才等多方面的职业底蕴修养。

综上，作为单位财务会计等主要管理人员，总会计师应首先具备其他公立医院领导在思想政治素质、领导决策、综合素质等方面的胜任力。同时，由于其承担着经济预测、决策、控制、分析等工作，还应在卫生健康领域的财经知识和管理实践方面具备高水平、专业化的胜任力。

四、部门负责人相关要求

由于卫生健康行业的财务部门负责人和会计人才属于会计行业人才范围，会计行业人才胜任力要求同样适用于卫生健康经济管理人员。2021年，财政部印发《会计行业人才发展规划（2021—2025年）》，提出实施行政事业单位财务负责人培养工程，要求财务部门负责人具有较高政治素养、专业水平、管理能力。具体能力要求包括以下三个方面。

（1）能够有效实施政府会计准则制度体系，规范行政事业单位会计核算，提高会计信息质量。

（2）能够加强部门预算管理、资产负债管理和成本绩效管理，积极推进预算管理一体化，为进一步深化预算管理制度改革提供支持。

（3）能够加强单位内控建设、信息化建设和管理会计应用，推动单位会计人才队伍建设，有效提升单位规范化、科学化管理水平，提高公共服务的效率和效果。

总的来说，面对卫生健康事业发展的新趋势、新任务、新要求，医疗卫生机构的任务目标是多层次的，不仅要履行社会公益和内部管理等基本职能，还要为卫生健康事业高质量发展提供智力支持。因而，政治素养过硬、专业基础扎实、业务素质优良是基本胜任力，卫生经济管理人员也需要更高层次的专业能力、履职能力、领导能力和综合业务素质，特别是高层管理人员还需要具备宏观经济管理能力、战略决策能力和领导能力，推动医疗卫生机构实现既定的战略目标。

第三节　卫生健康经济管理人员胜任力模型构建过程

在全面总结国内外胜任力研究成果，结合国内相关政策文件要求、不同的岗位职责，以及融合国际和国内胜任力模型整体结构的基础上，通过预调查、专家咨询等形式，筛选出重点的胜任力指标，最后经过问卷调查和实证检验，提出卫生健康经济管理人员胜任力指标体系，构建三级公立医院卫生健康经济管理人员胜任力模型。

一、建立胜任力指标体系

结合胜任力理论、政策及研究对象的岗位职责，选取具有典型样本特征的卫生健康经济管理人员，对高级、中级与初级人员开展分层抽样行为事件访谈和工作行为观察，建立了卫生健康经济管理人员胜任力指标体系，包括知识管理、领导能力、管理能力、协调能力、专业能力、发展素质6个方面的56项指标。

1. 指标遴选维度

指标遴选维度包括指标的相关性、可操作性和重要性3个方面。①相关性：指标与岗位职责及所需能力的契合程度，且指标反映的情况、信息是否能够较好地代表某一类胜任力。②可操作性：在实际评价工作中，从评价者的角度获取该指标信息的难易程度和可信程度。③重要性：指标的重要程度和代表性，能够较好地体现卫生健康经济管理人员胜任力的必需指标。

相关性和可获得性主要针对指标本身，而非针对不同类型、级别的人员。而对于指标的重要性，分别针对党委书记和院长、副院长和总会计师、中层干部3个对象，评价指标的相对重要程度，不同指标可能对不同层级的重要程度不同。评价过程中，既要考虑相关性和可获得性2个维度，也要针对不同类型、级别的卫生健康经济管理人员进行评价和筛选。

2. 胜任力指标体系

在整合前期文献和实践研究结果的基础上，卫生健康经济管理人员胜任力指标体系，具体包括以下内容。

（1）知识管理方面。卫生行业政策及法规、财经法规、行政管理、卫生事业管理、卫生经济、卫生统计6项指标。

（2）领导能力方面。组织领导、分权与授权、指导能力、制度建设、团队建设、员工激励与培育、分析决策、问题解决、创新能力、变革管理、应变能力、冲突管理、风险判断、抗压力、决断力15项指标。

（3）管理能力方面。规划能力、计划管理、目标管理、流程管理、执行力5项指标。

（4）协调能力方面。全局意识、服务意识、合作意识、情绪控制、谈判说服、包容性6项指标。

（5）专业能力方面。财务管理、税务筹划、资本运作、内部审计、预算管理、成本管理、资产管理、招投标管理、合同管理、供应链管理、价格管理、内部控制、绩效管理、医保管理、信息系统运营、保密意识16项指标。

（6）发展素质方面。自信、适应能力、工作积极性、成就取向、竞争意识、职业忠诚度、职业责任感、清正廉洁8项指标。

以上指标对应的文献、文件、专著来源和具体条款详见表7-1。

表7-1　卫生健康经济管理人员胜任力指标体系对应来源参考

来源类别	来源名称	年份	胜任力指标
文件	《卫生健康经济管理队伍建设方案（2021—2025年）》	2020年	卫生行业政策及法规、财经法规、规划能力、指导能力、财务管理、内部审计、预算管理、资产管理、招投标管理、价格管理
文件	《公立医院领导人员管理暂行办法》	2017年	卫生行业政策及法规、卫生事业管理、沟通协调、组织领导、工作积极性、清正廉洁、职业忠诚度、职业责任感
文件	《国家卫生健康委预算单位总会计师培养计划实施方案》	2019年	财经法规、卫生经济、创新能力、应变能力、决断力
文件	《会计行业人才发展规划（2021—2025年）》	2021年	风险判断、成本管理、财务管理、内部控制
文件	《关于加快推进三级公立医院建立总会计师制度的意见》	2017年	问题解决、制度建设、财务管理、税务筹划、合同管理、供应链管理
文件	《关于加强公立医院运营管理的指导意见》	2020年	流程管理、绩效管理、医保管理、信息系统运营、全局意识
文件	《会计改革与发展“十四五”规划纲要》	2021年	创新能力、应变能力

续　表

来源类别	来源名称	年份	胜任力指标
文件	《国家卫生健康委直属和联系单位2020年度干部教育培训计划》	2020年	行政管理
文件	《国家卫生健康委关于加强卫生健康统计工作的指导意见》	2020年	卫生统计
文件	《会计行业中长期人才发展规划（2010—2020年）》	2010年	资本运作
文件	《国家卫生健康委关于印发进一步加强卫生健康行业内部审计工作若干意见的通知》	2022年	内部审计
文件	《公立医院全面预算管理制度实施办法》	2020年	预算管理
文件	《公立医院成本核算规范》	2021年	成本管理
文件	《政府采购管理暂行办法》	2018年	招投标管理
文件	《医疗机构内部价格行为管理规定》	2019年	价格管理
文件	《公立医院内部控制管理办法》	2020年	内部控制
文件	《关于深化公立医院薪酬制度改革的指导意见》	2021年	绩效管理
文件	《国务院办公厅关于建立现代医院管理制度的指导意见》	2017年	信息系统运营、全局意识
文件	《关于印发医疗机构工作人员廉洁从业九项准则的通知》	2021年	保密意识
专著	《中国CFO能力框架2022——成为胜任的CFO》上海国家会计学院、美国管理会计师协会著	2021年	创新能力、预算管理、成本管理、绩效管理
专著	《胜任力模型开发与应用》水藏玺等著	2019年	应变能力、目标管理、计划管理、冲突管理、执行力、合作意识、自信、抗压力、适应性、情绪稳定、包容性
文献	《我国公立医院院长岗位职责与胜任力标准研究》（孙东屹）	2012年	规划能力、分权与授权、服务意识、竞争意识、成就取向
文献	《医院总会计师的职责与岗位胜任力》（陈哲娟等）	2011年	问题解决、沟通协调、组织领导、分析决策

续 表

来源类别	来源名称	年份	胜任力指标
文献	《A医院基于胜任力模型的财务处处长聘任研究》(张灵智)	2008年	员工激励与培育、清正廉洁、自信、情绪稳定、目标管理
文献	《全球特许管理会计师(CGMA)职业能力框架》		团队建设、变革管理

二、胜任力指标预调查

基于胜任力指标体系，课题组选择5名相关领域的专家进行预调查，相关专家对指标体系的整体架构、具体指标、拟增加和删减的指标等提出了修改建议。

预调查采用李克特5级量表，同样从相关性、可获得性、重要性3个维度评价指标体系。其中，相关性方面，完全相关为5分，完全不相关为1分；可获得性方面，非常容易获取为5分，非常难获取为1分；重要性方面，非常必要为5分，非常不必要为1分。同时，还对专家的熟悉程度进行调查，专家对指标的内容、含义及测量方式非常熟悉为5分，非常不熟悉为1分。

1. 专家权威程度分析

专家预测精度随着专家权威程度的提高而提高，而专家的权威程度由专家对问题进行判断的依据和专家对问题的熟悉程度2个因素决定。专家判断依据用（Ca）表示，专家熟悉程度用（Cs）表示。专家权威程度系数为两者的算术平均值，即Cr＝（Ca＋Cs）/2，一般认为专家权威系数Cr≥0.7即认为研究结果可靠。

表7-2为胜任力指标预调查专家权威程度分析结果。总体上看，专家权威系数均高于0.8，说明专家的权威程度较高，预调查结果具有较高的可信程度。但相比于判断依据得分，专家对相关指标的熟悉程度较低，也说明在胜任力研究和普及应用方面，可能存在较大的提升空间，侧面反映胜任力的研究和培训是一项较为迫切的工作，具有较大的需求。

表7-2　胜任力指标预调查专家权威程度分析表

专家	判断依据（Ca）	熟悉程度（Cs）	权威程度（Cr）
1	0.90	0.70	0.80
2	0.90	0.70	0.80
3	0.90	0.70	0.80
4	1.00	0.70	0.85
5	0.90	0.90	0.90
平均值	0.92	0.74	0.83

2. 指标计分分析

计算各项胜任力指标的相关性、重要性和可操作性评分的算术平均数、变异系数和满分比例（即评分为10分的专家数占参与评分专家总数的比例）。其中，算术平均数表示专家意见的集中程度，算术平均数越大，说明对应的指标的相关性越强，重要性越高，可操作性越好。变异系数表示专家意见对某个指标的协调程度，即说明专家对该指标相对关联性、相对重要性和相对可操作性意见的波动程度，变异系数越小，专家们对该指标的协调程度越高，波动性越小。

从相关性、可获得性、重要性三个维度来看，重要性、相关性方面的得分较高，大部分指标均高于4分，但可获得性方面的得分相对较低，平均分为4.2分。其中，行政管理、卫生事业管理、组织领导、问题解决、创新能力、变革管理、应变能力、冲突管理、风险判断、抗压力、决断力、计划管理、执行力、情绪控制、谈判说服、包容性、资本运作17项指标的得分低于4分（表7-3），这反映出该部分胜任力指标在实践中可能存在难以开展应用评价的问题。

表7-3　预调查部分指标可获得性得分情况

指标	得分平均值	标准差	变异系数
行政管理	3.8	0.98	0.26
卫生事业管理	3.8	0.98	0.26
组织领导	3.8	1.17	0.31
问题解决	3.6	1.50	0.42
创新能力	3.4	1.36	0.40
变革管理	3.4	1.36	0.40

续 表

指标	得分平均值	标准差	变异系数
应变能力	3.6	1.50	0.42
冲突管理	3.6	1.50	0.42
风险判断	3.6	1.50	0.42
抗压力	3.6	1.02	0.28
决断力	3.8	1.60	0.42
计划管理	3.8	1.17	0.31
执行力	3.8	1.17	0.31
情绪控制	3.6	1.50	0.42
谈判说服	3.6	1.50	0.42
包容性	3.6	1.50	0.42
资本运作	3.6	0.80	0.22

3. 指标增减建议

从相关指标重要性的得分情况看，卫生统计、资本运作等得分较低，均低于4分，建议删除相关指标。对于卫生统计方面，属于具体的操作层面的能力，对于统计结果的应用，相对于医院领导层更加重要。资本运作则不是公立医院的主要职能，后续的调查中建议删除。

在指标总量方面，结合国内外胜任力评价模型的情况看，指标在30个左右相对适宜，能够较为全面地反映整个胜任力的全貌。

此外，专家提出了建议增选的指标，包括：在知识管理能力方面，增加科研政策胜任力指标；在管理能力方面，增加管理工具的应用胜任力指标；在协调能力方面，增加沟通的艺术胜任力指标；在专业能力方面，增加运营管理、基本建设管理胜任力指标。

三、胜任力指标专家咨询

根据预调查结果，课题组提出了进一步优化的卫生健康经济管理人员胜任力指标体系。在此基础上，课题组拟定召开更大范围的专家咨询，确定更加适宜的评价指标体系，进一步提高指标的可获得性。

1. 优化胜任力指标体系

结合预调查和专家咨询的结果，课题组提出了初步优化的胜任力指标体系。新指标体系维持原有的基本框架体系不变，共59项胜任力指标，新增5项指标，删减2项指标。具体包括以下内容。

（1）知识管理方面6项指标，其中删除卫生统计等指标，新增科研管理政策1项指标，保留卫生行业政策及法规、财经法规、行政管理、卫生事业管理、卫生经济5项指标。

（2）领导能力方面有15项指标，维持组织领导、分权与授权、指导能力、制度建设、团队建设、员工激励与培育、分析决策、问题解决、创新能力、变革管理、应变能力、冲突管理、风险判断、抗压力、决断力15项指标不变。

（3）管理能力方面有6项指标，新增管理工具应用1项指标，保留规划能力、计划管理、目标管理、流程管理、执行力5项指标。

（4）协调能力方面有7项指标，新增沟通艺术1项指标，保留全局意识、服务意识、合作意识、情绪控制、谈判说服、包容性6项指标。

（5）专业能力方面有17项指标，删除原框架中资本运作1项指标，新增运营管理、基本建设管理2项指标，保留财务管理、税务筹划、内部审计、预算管理、成本管理、资产管理、招投标管理、合同管理、供应链管理、价格管理、内部控制、绩效管理、医保管理、信息系统运营、保密意识15项指标。

（6）发展素质方面有8项指标，保留自信、适应能力、工作积极性、成就取向、竞争意识、职业忠诚度、职业责任感、清正廉洁8项指标。

2. 专家咨询及分析

上述优化后的胜任力指标体系确定了开展专家咨询的基础。为了解新指标体系的整体构架是否合理，相关指标如何在实际中开展胜任力自我评价和外部评价，课题组利用专家咨询法和采用李克特5级量表，从相关性、可操作性和重要性3个维度开展了两轮咨询，评价、筛选出不同类别卫生健康经济管理人员的胜任力指标。专家咨询表详见表7-4，每类人员的胜任力指标均要求从59项指标中遴选。

表7-4 卫生健康经济管理人员胜任力指标体系专家咨询表

一级指标	序号	二级指标	相关性	可操作性	重要性		
					党委书记、院长	副院长、总会计师	经济管理中层干部
知识管理（knowledge management）	1	卫生行业政策及法规					
	2	财经法规					
	3	行政管理					
	4	卫生事业管理					
	5	卫生经济					
	6	科研管理政策					
领导能力（leadership skill）	7	组织领导					
	8	分权与授权					
	9	指导能力					
	10	制度建设					
	11	团队建设					
	12	员工激励与培育					
	13	分析决策					
	14	问题解决					
	15	创新能力					
	16	变革管理					
	17	应变能力					
	18	冲突管理					
	19	风险判断					
	20	抗压力					
	21	决断力					
管理能力（business skill）	22	规划能力					
	23	计划管理					
	24	目标管理					
	25	流程管理					
	26	管理工具应用					
	27	执行力					

续　表

一级指标	序号	二级指标	相关性	可操作性	重要性		
					党委书记、院长	副院长、总会计师	经济管理中层干部
协调能力（people skill）	28	全局意识					
	29	服务意识					
	30	合作意识					
	31	情绪控制					
	32	谈判说服					
	33	沟通艺术					
	34	包容性					
专业能力（technical skill）	35	财务管理					
	36	税务筹划					
	37	运营管理					
	38	内部审计					
	39	预算管理					
	40	成本管理					
	41	资产管理					
	42	招投标管理					
	43	基本建设管理					
	44	合同管理					
	45	供应链管理					
	46	价格管理					
	47	内部控制					
	48	绩效管理					
	49	医保管理					
	50	信息系统运营					
	51	保密意识					

续 表

一级指标	序号	二级指标	相关性	可操作性	重要性		
					党委书记、院长	副院长、总会计师	经济管理中层干部
发展能力素质（continuous development）	52	自信					
	53	适应能力					
	54	工作积极性					
	55	成就取向					
	56	竞争意识					
	57	职业忠诚度					
	58	职业责任感					
	59	清正廉洁					

咨询专家遴选了中国医学科学院北京协和医学院附属医院、中山大学附属医院等公立医院的总会计师、分管经济管理工作的副院长，中国卫生人才交流中心、国家卫生健康委党校等相关领域的专家，共20余人参与。

依据权威性、代表性和专业领域分布的原则，考虑到专家数量与咨询实际操作难易之间的平衡，第一轮和第二轮咨询专家相同，第一轮咨询由专家自主打分，第二轮咨询则提供第一轮咨询分析结果作为参考，邀请相同的专家再一次进行打分评价。课题组共收回有效问卷22份，两轮问卷的有效回收率均为100%。

（1）基本情况分析。根据回收样本，首先从专业技术职称、年龄、文化水平、工作年限、主要从事的工作内容、主要专业领域、对咨询内容的熟悉程度等角度，借助平均数和百分比等统计量，开展描述性分析，分析结果见表7-5。

表7-5　专家咨询基本情况分析

项目	具体类目	人数	百分比/%
年龄	30岁以下	3	13.64
	31～40岁	7	31.82
	41～50岁	5	22.73
	51～60岁	6	27.27
	60岁以上	1	4.54

续　表

项目	具体类目	人数	百分比/%
最高学历	博士研究生	5	22.73
	硕士研究生	11	50.00
	本科	6	27.27
	大专及以下	0	0
最高学历所学的专业	医学	6	27.27
	管理学	10	45.45
	经济学	5	22.73
	法学	0	0
	哲学	0	0
	其他	1	4.54
工作年限	＜5年	3	13.64
	5～9年	1	4.54
	10～14年	5	22.73
	15～29年	6	27.27
	30～34年	5	22.73
	≥35年	2	9.09
职称	正高	5	22.73
	副高	8	36.36
	中级	7	31.82
	初级	2	9.09

从遴选专家的基本情况看，年龄在41岁及以上的达到54.55%。研究生学历达到72.73%，学历水平较高。工作年限超过10年的达到81.82%。高级职称占比达到59.09%，说明咨询专家具有丰富的理论经验和实际管理经验。

（2）专家权威系数。专家咨询分析主要包括两个维度，一个是专家权威程度分析，另一个是指标重要性程度分析。

专家的权威程度（Cr）由专家对问题进行判断的依据（Ca）和专家对问题的熟悉程度（Cs）2个因素决定，为两者的算术平均值，数值范围在0～0.95之间波动。

参照中国预防医学科学院曾光主编的《现代流行病学方法与应用》，将判断依据分为理论分析、实践经验、国内外同行了解和直观感觉4个方面，判断依据的影响程度分为“大、中、小”三个等级，对每种判断依据的每个等级赋予不同的评分标准，即系数，详见表7-6。Ca为样本量的加权平均数。

表7-6　专家判断依据系数

判断依据	大	中	小
理论分析	0.3	0.2	0.1
实践经验	0.5	0.4	0.3
国内外同行了解	0.1	0.1	0.1
直观感觉	0.1	0.1	0.1

从专家的权威系数的计算方法与预调查计算的方法相同，专家对指标的熟悉程度分为5个等级，分别赋予不同的系数：0.9（很熟悉），0.6（较熟悉），0.4（一般），0.1（较不熟悉），0（很不熟悉）。一般认为，专家权威系数Cr≥0.7，即可以认为专家的权威程度较好，具有较高的可信程度。

从专家咨询结果看，专家对问题的熟悉程度均在很熟悉（3人）、较熟悉（16人）和一般熟悉（3人）之间，专家对问题的熟悉程度系数（Cs）为0.61。专家判断系数（Ca）为0.86，那么专家权威系数（Cr）为0.74，超过0.70，可以认为专家的权威程度较高，结果可信。

（3）专家咨询协调系数。协调系数（W）反映了全部专家对所有指标评价意见的协调程度。W在0～1，W越大，表示协调程度越好。专家意见的协调程度是一项十分重要的指标，通过计算可以判断专家对每项指标的评价是否存在较大分歧或者找出高度协调专家组和持异端意见的专家，同时也是咨询结果可信度的指标。衡量协调程度的指标有各指标评价结果的变异系数（V_j）和专家意见协调系数。前者表示m个专家对第j个指标的协调程度，后者表示全部m个专家对全部n个指标的协调程度。专家意见的协调系数介于0～1，一般来讲，该系数越大越好。相关计算公式见7-1至7-9。

1）V_j的计算

$$V_j = \sigma_j / M_j \quad \text{（式7-1）}$$

式中，σ_j表示j指标的标准差，M_j表示j指标的均数。

2）W具体计算过程

A.计算全部指标评价等级的算术平均值：按专家对各指标的评价等级递减排队，每个指标赋予相应的秩次，对j指标评价的专家分别给出等级（秩次）求和就是j指标的等级总和。

$$S_j = \sum_{i=1}^{m_i} R_{ij} \quad \text{（式7-2）}$$

式中，S_j表示j指标的等级和，R_{ij}表示i专家对j指标的评价等级。很明显，S_j越小，该指标越重要。

$$M_{sj} = \bar{n}\sum_{j=1}^{n} S_j \quad \text{（式7-3）}$$

式中，M_{sj}表示全部指标评价等级的算术平均数。

B.计算指标等级和的离均差平方和。

$$d_j = S_j - M_{sj} \quad \text{（式7-4）}$$

式中，d_j表示j指标的离均差。

$$\sum_{j=1}^{n} d_j^2 = \sum_{j=1}^{n} (S_j - M_{sj})^2 \quad \text{（式7-5）}$$

式中，表示全部n个指标等级和的离均差平方和。

C.协调系数W的计算。

$$W = \frac{12}{m^2(n^3 - n)} \sum_{j=1}^{n} d_j^2 \quad \text{（式7-6）}$$

式中，W表示全部m个专家对全部n个指标的协调系数，m表示专家总数，n表示指标总数。当有相同等级时，上式的分母要减去修正系数T_i，此时W的计算如下。

$$W=\frac{12}{m^2(n^3-n)-m\sum_{i=1}^{m}T_i}\sum_{j=1}^{n}d_j^2 \qquad (式7\text{-}7)$$

式中，T_i表示相同等级指标。

$$t_i=\sum_{i=1}^{l}t_i^3-t_i \qquad (式7\text{-}8)$$

式中，L表示i专家在评价中相同的评价组数，t_i表示在L组中相同等级数。

协调系数W在0～1，W越大，表示协调程度越好。反之，意味着专家意见协调程度较低。根据国内几项大型特尔菲法在卫生系统的应用研究，W一般应在0.5左右。

D.协调程度的显著性检验x^2检验。

$$x_R^2=\frac{1}{mn(n+1)-\frac{1}{n-1}\sum_{i=1}^{m}T_i}\sum_{j=1}^{n}d_j^2 \qquad (式7\text{-}9)$$

根据自由度d.f.$=n-1$和显著性水平α，从x^2值表中查得x^2值。如果$x_R^2>x^2$，则可认为协调系数经检验后有显著性，说明专家评估或预测意见协调性好，结果可取。反之，x_R^2值很小，如果$P>0.05$，则认为专家意见评估或预测结论的可信度差，结果不可取。

第一轮咨询的专家意见协调系数计算结果为：①党委书记和院长组，指标重要性评分专家意见协调系数为0.729，经卡方检验，其值为77.40，$P<0.05$。②副院长和总会计师组，指标重要性评分专家意见协调系数为0.264，经卡方检验，其值为28.09，$P>0.05$。③经济管理中层干部组，指标重要性评分专家意见协调系数为0.300，经卡方检验，其值为31.93，$P>0.05$。

第二轮咨询的专家意见协调系数计算结果为：①党委书记和院长组，指标重要性评分专家意见协调系数为0.798，经卡方检验，其值为26.34，$P>0.05$。②副院长和总会计师组，指标重要性评分专家意见协调系数为0.259，经卡方检验，其值为9.32，$P>0.05$。③经济管理中层干部组，指标重要性评分专家意见协调系数为0.189，经卡方检验，其值为6.81，$P>0.05$。

从第一轮咨询数据结果来看，党委书记和院长组专家意见的协调性较好，可信度较高，结果可取；副院长和总会计师组及经济管理中层干部组，专家意见评估存在较大分歧，专家协调性一般。从原因分析，可能是由于作为咨询专家多于从事实际工作的管理人员，主要是结合自身的工作，判定胜任力模型，但是副院长、经济管理中层干部管理业务较为分散，涉及财务、资产、采购、行政等多个领域，不同领域专家对于胜任力重要性的认知随其主要从事领域的工作特点存在偏差，导致指标重要性评分存在分歧。相较于副院长、经济管理中层干部，党委书记和院长管理范围相对全面、统筹，主要集中于政策执行、战略管理等方面，经济管理专业性要求相对弱化，因此指标重要性评分协调性较好。

（4）确定不同类型、级别人员胜任力指标。结合开放性问题对指标的增减建议，以及各项指标重要性平均得分情况和变异系数，筛选得到不同类型、级别人员的胜任力指标。

首先，针对专家提出的部分指标存在重复、相关内容存在包含关系、内涵相近或者相同等，课题组进一步简化了胜任力指标，删除了11项指标，保留了48项指标。删减指标及原因包括：①科研管理政策过于具体，与经济管理的内容存在一定的差别，不宜作为经济管理评价的内容。②指导能力与组织领导、人际沟通等存在相近的含义，建议删除。③抗压力、决断力、自信、工作积极性、成就取向等指标，存在着难以评估和界定的问题，可获得性、可评价性不高，建议删除。④计划管理和目标管理属于规划管理的范畴，建议删除。⑤保密意识和清正廉洁属于法律规范的范畴，不适宜通过胜任力进行评价和规范，建议删除。

其次，结合胜任力指标的平均得分情况，划定适宜的取值，确定指标的入选界限。其中，党委书记和院长、副院长和总会计师的指标平均分取值为4.4分，经济管理中层干部的指标平均分取值为4.25分，主要对第一轮指标平均分进行筛选。经济管理中层干部的取值相对较低，主要原因是指标平均分的整体水平相对较低，离散程度相对较大。

不同类型、级别的人员，删减的胜任力指标有所不同。党委书记和院长层次，按照4.4分的取值，删减指标包括执行力、内部控制、分权与授权、卫生事业管理、职业忠诚度、管理工具应用、应变能力、情绪控制、招投标管理、沟通艺术、包容性、资产管理、谈判说服、运营管理、风险判断、服务意识、合同管理、基本建设管理、财务管理、税务筹划、内部审计、预算管理、成本管理、合作意识等25项胜任力指标，保留23项胜任力指标。同理，根据设定取值，副院长和总会计师、经济管理中层干部各删掉23项胜任力指标，保留25项胜任力指标。

经过遴选，初步构建形成党委书记和院长、副院长和总会计师、经济管理中层干部的胜任力模型，三个胜任力模型的指标体系，以及不同指标两轮专家咨询的平均得分情况详见表7-7、表7-8、表7-9。

表7-7 党委书记和院长胜任力模型和指标体系

一级指标	序号	二级指标	第一轮专家咨询平均得分	第二轮专家咨询平均得分
专业知识	1	行业政策及法规	4.65	4.78
	2	财经法规	4.65	4.28
	3	行政管理	4.61	4.67
	4	卫生经济	4.52	4.17
领导能力	5	组织领导	4.74	5.00
	6	制度建设	4.70	4.50
	7	团队建设	4.48	4.67
	8	员工激励与培育	4.43	4.50
	9	分析决策	4.61	4.89
	10	问题解决	4.61	4.72
	11	创新能力	4.74	4.67
	12	变革管理	4.65	4.94
	13	冲突管理	4.52	4.72
管理能力	14	规划能力	4.74	4.94
协调能力	15	全局意识	4.43	5.00
专业能力	16	供应链管理	4.52	3.67
	17	价格管理	4.83	3.89
	18	绩效管理	4.57	4.17
	19	医保管理	4.61	3.89
	20	信息系统运营	4.43	3.50
发展素质	21	适应能力	4.65	4.72
	22	竞争意识	4.61	4.67
	23	职业责任感	4.52	4.83

表7-8　副院长和总会计师胜任力模型和指标体系

一级指标	序号	二级指标	第一轮专家咨询平均得分	第二轮专家咨询平均得分
专业知识	1	卫生行业政策及法规	4.59	4.83
	2	行政管理	4.50	4.56
	3	卫生事业管理	4.27	4.50
	4	卫生经济	4.45	4.94
领导能力	5	组织领导	4.59	4.94
	6	分权与授权	4.45	4.72
	7	员工激励与培育	4.55	4.39
	8	分析决策	4.86	4.89
	9	冲突管理	4.59	4.56
管理能力	10	规划能力	4.45	4.67
	11	执行力	4.45	4.72
协调能力	12	沟通艺术	4.64	4.56
	13	包容性	4.50	4.39
	14	情绪控制	4.55	4.17
专业能力	15	资产管理	4.32	4.33
	16	招投标管理	4.18	4.44
	17	供应链管理	3.91	4.72
	18	价格管理	4.05	4.72
	19	内部控制	4.59	4.56
	20	绩效管理	4.68	4.78
	21	医保管理	4.27	4.56
发展素质	22	适应能力	4.77	4.83
	23	竞争意识	4.50	4.89
	24	职业忠诚度	4.91	4.50
	25	职业责任感	4.95	4.56

表7-9 经济管理中层干部胜任力模型和指标体系

一级指标	序号	二级指标	第一轮专家咨询平均得分	第二轮专家咨询平均得分
专业知识	1	卫生经济	4.18	4.72
领导能力	2	分权与授权	3.86	4.33
	3	分析决策	4.23	4.50
	4	应变能力	4.36	4.44
	5	风险判断	4.41	4.67
管理能力	6	流程管理	4.73	4.50
	7	管理工具应用	4.77	4.56
	8	执行力	4.86	4.89
协调能力	9	沟通艺术	4.64	4.44
	10	服务意识	4.64	4.72
	11	包容性	4.36	4.39
专业能力	12	财务管理	4.45	4.50
	13	税务筹划	4.18	4.78
	14	内部审计	4.41	4.67
	15	成本管理	4.50	4.33
	16	资产管理	4.41	4.22
	17	招投标管理	4.55	4.11
	18	基本建设管理	4.23	4.33
	19	供应链管理	4.27	4.67
	20	价格管理	4.32	4.61
	21	内部控制	4.55	4.56
	22	绩效管理	4.59	4.50
	23	医保管理	4.45	4.83
发展素质	24	适应能力	4.77	4.72
	25	职业责任感	4.91	4.56

其中，党委书记和院长的胜任力模型和指标主要集中在专业知识和领导能力方面，管理能力、协调能力相对弱化，需要具备一定的专业技术能力，特别是对于重点管理领域，如在供应链管理、价格费用管理、绩效管理、医保管理、信息

系统筹划运营等方面体现得较为明显。对于重大事项，党委书记和院长需要具备足够的把控能力和专业知识，符合当前公立医院加强党建及高质量发展的需要。

副院长和总会计师的胜任力模型和指标更强调知识的全面性，既包括较为丰富的专业知识，同时需要具备领导能力、管理能力、协调能力、专业能力及较为全面的发展素质等，具有较高的综合性。这与副院长和总会计师的工作岗位职责具有密切关系，既要具有一定的宏观管理能力，同时需要具备一定的微观管理能力，特别是涉及医院的重大事项方面，如资产管理、招投标管理、供应链管理、价格管理、医保管理、绩效管理等方面，需要完成上级及院长交办的任务，同时需要对下级部门的工作进行监督管理。

经济管理中层干部的胜任力模型和指标的突出特点是专业知识、领导能力、管理能力、协调能力的指标数量相对较少，更多集中在专业技术能力方面。专业知识重点关注卫生经济方面的知识；领导能力方面则体现在分权与授权、分析决策、应变能力、风险判断等方面；管理能力则体现在流程管理、管理工具的应用，规划能力和计划能力相对较弱，更侧重于执行；协调能力则体现在沟通艺术等方面，强调上传下达的基本职能；专业技术能力则较为全面，包括财务管理、税务管理、内部审计、成本管理、资产管理等各个方面；发展素质方面则更侧重于职业责任感和适应能力等。

从专家咨询的结果来看，基本符合课题组的预期情况。对于党委书记和院长，胜任力更倾向于管理能力和规划统筹能力；对于经济管理中层干部，更倾向于技术管理；副院长和总会计师，则两者兼备。从整体上看，基本构建了较为合理的卫生健康经济管理人员胜任力模型框架，相关指标的占比和侧重点，能够较好地反映出不同类型、级别人员的岗位职责、胜任力之间的差别。

四、胜任力指标内涵界定

在构建形成卫生健康经济管理人员胜任力模型的基础上，课题组结合理论要求与工作实践，进一步对每项胜任力指标的基本内涵进行研究和界定，明确了每一项指标涵盖的知识体系、能力要求、素质内涵等具体要求。

（1）专业知识部分涵盖的知识体系包括7个知识模块，不同知识模块的具体知识点详见表7-10。

表 7-10　专业知识的具体知识点

序号	知识模块	具体知识点
1	行业政策	疾病预防控制、医事管理、药事管理、血液管理、医疗器械和用品、公共卫生应急等法律制度
2	行业法规	公共卫生、基层卫生、现代医院管理、公立医院高质量发展、基本药物、中医药、医疗保障、健康中国等卫生健康政策
3	财经法规	会计、劳动合同、社会保险、税收征管、所得税等法律制度
4	财经政策	事业单位财务规则、国家会计制度、医院财务制度、公立医院运营管理等财务政策
5	行政管理知识	行政处罚法、行政诉讼法、卫生行政处罚程序等行政法规
6	卫生事业管理知识	管理学理论、卫生服务规划、卫生服务和政策评价、卫生资源管理、卫生人力管理、卫生工作方针和战略、卫生组织体系、卫生服务体系、医药卫生体制改革等基本知识
7	卫生经济知识	医疗服务需求与供给、医疗服务市场、卫生筹资、医疗服务成本与价格、卫生健康服务公平性、医疗保险、药物经济学等基本知识

（2）领导能力部分分为12个具体能力，不同能力的具体要求详见表7-11。

表 7-11　领导能力的具体要求

序号	能力模块	具体要求
1	组织领导	认识现代医院的基本价值观与发展理念、建立现代医院内部运行机制、完善现代医院的组织架构等、探索现代医院发展改革创新做法等
2	分权与授权	根据授权管理的原则和方法、授权监督控制方法等，对不同岗位的权利、责任、义务等进行分配和授权
3	制度建设	完善医院或部门的制度体系架构、明确不同制度体系的基本作用、完善制度体系的基本组成要素、制度体系的改革发展需求分析等
4	团队建设	建设医院人力组织体系、不同团队的人员配置和职责分工、建立多团队多学科协作模式与协作机制等
5	员工激励与培育	建立医院人事制度、薪酬制度改革管理、建立绩效考核制度、人才招聘、职业发展路径规划、思想政治工作建设等
6	分析决策	医院运营管理、医院运营分析与决策、决策分析技术等
7	风险判断	医院安全管理、医院质量管理、医院经济风险管理、信誉风险管理等
8	问题解决	发展环境分析、改革方案制定与比较等

续 表

序号	能力模块	具体要求
9	创新能力	服务能力改进、技术服务改革、组织与制度创新、管理方法创新、文化建设发展等
10	变革管理	医疗服务价格改革管理、药品耗材改革管理、医疗服务支付方式改革与管理
11	应变能力	常见突发事件处理、个人应急能力培训等
12	冲突管理	医疗事故处理、员工矛盾纠纷处理等

（3）管理能力部分共分为4个具体能力，不同能力的具体要求详见表7-12。

表7-12　管理能力的具体要求

序号	能力模块	具体要求
1	规划能力	医院战略规划、医药卫生体制改革规划、卫生健康事业规划、医疗保障制度规划、科技发展规划等
2	流程管理	完善医院基本服务流程、医疗服务标准化管理、内部管理标准化等
3	管理工具应用	应用SWOT分析、PDCA管理环、6W2H计划模板、目标制定的SMART原则、时间管理、成本管理工具等
4	执行力	工作方案制定、工作计划执行管理监督等

（4）协调能力部分共分为6个具体能力，不同能力的具体要求详见表7-13。

表7-13　协调能力的具体要求

序号	能力模块	具体要求
1	全局意识	理解医院在卫生健康事业规划中的地位和作用、医院在医疗保障制度改革发展中的地位和作用、医院在科技发展中的地位和作用、医院在民生改善中的地位和作用等
2	服务意识	履行岗位职责、执行服务规范、争当典型服务模范等
3	谈判说服	谈判艺术与技巧、谈判授权与管理、谈判礼仪培训等
4	沟通艺术	沟通艺术与技巧、典型沟通案例介绍等
5	包容合作	团队精神塑造、合作方案规划、多元化文化建设、员工投诉机制完善等
6	情绪控制	员工思想政治建设、认识常见心理疾病表现、自我情绪管理等

（5）专业能力部分共分为13个能力模块，不同能力的具体要求详见表7-14。

表7-14 专业能力的具体要求

序号	能力模块	具体要求
1	财务管理	财务预测、财务决策、财务计划、财务控制和财务分析等
2	税务筹划	税收法律法规、增值税及附加、个人所得税、印花税等
3	内部审计	内部控制和风险管理、医疗收费监控、医疗设备使用情况监控、药品物价监控等
4	成本管理	医院成本核算、成本分析、成本决策、成本控制、效率评价等
5	资产管理	固定资产管理、产权纠纷调处、资产评估、资产清查报、资产收益分析、医院无形资产管理等
6	招投标管理	国家招投标政策、药品耗材招标采购、大型仪器设备招标采购、大型服务设施建设招标采购、后勤管理招标采购等
7	基本建设管理	医院基础设施建设规划、基础设施建设监督管理等
8	供应链管理	药品耗材配置使用管理、供应保障资金支付管理、后勤保障管理、供应链流程优化等
9	价格管理	国家医疗服务价格管理政策、医疗服务收费标准、医疗费用监控和分析、成本与收费分析、运营效率分析等
10	内部控制	国家审计政策、医院审计制度、财产物资的安全性审计、会计信息审计、财务活动审查等
11	绩效管理	国家绩效管理政策、员工绩效方案制定、绩效考核、绩效分配等
12	医保管理	国家医保政策、医保定点管理、医保支付方式改革、优化医院医保管理流程等
13	信息系统运营	国家互联网发展政策、互联网医疗、医院信息系统规划管理、智能化医院建设等

（6）发展素质部分共分为4个能力模块，具体要求见表7-15。

表7-15 发展素质的具体要求

序号	能力模块	具体要求
1	适应能力	角色转变、心理应激、能力提高等
2	竞争意识	提高医院竞争力、差异化竞争意识、制定竞争力提高策略和执行路径
3	职业忠诚度	理解医院文化、形成职业认同、培养职业奉献精神等
4	职业责任感	理解职业精神、塑造艰苦奋斗思想意识、主动创新实践等

参考文献

[1] 上海国家会计学院，美国管理会计师协会. 中国CFO能力框架2022——成为胜任的CFO[M]. 北京：经济科学出版社，2021.

[2] 水藏玺，向荣，刘洪良. 胜任力模型开发与应用：基于胜任力的人力资源体系构建最佳实践[M]. 北京：中国经济出版社，2019.

[3] 孙东屹. 我国公立医院院长岗位职责与胜任力标准研究[D]. 济南：山东大学，2012.

[4] 陈哲娟，张光鹏，方素珍. 医院总会计师的职责与岗位胜任力[J]. 卫生经济研究，2011,(10):14-16.

[5] 张灵智. A医院基于胜任力模型的财务处处长聘任研究[D]. 杭州：浙江大学，2008.

[6] 曾光. 现代流行病学方法与应用[M]. 北京：北京医科大学、中国协和医科大学联合出版社，1996.

第八章　卫生健康经济管理人员胜任力培训

基于胜任力模型开展胜任力培训，是提高管理水平的重要途径和方法。培训需求分析与评价是提高培训效能的基础性工作。本章介绍了培训需求评价的基本过程和主要方法。基于胜任力培训需求的特殊性，本章重点阐释了胜任力培训需求自我评价的基本思路和方法，并结合不同层次的卫生健康经济管理人员胜任力模型，提出了胜任力培训自我评估模型。运用自我评估模型开展需求调研，分析不同层次卫生健康经济管理人员的胜任力培训需求，强化胜任力培训的目标导向、问题导向，对于提高胜任力培训的效果，具有重要参考意义。结合最新的宏观卫生健康管理政策、数字技术发展、岗位责任等，胜任力培训工作应强调以数字技术为核心的专业技术能力、强化终身学习机制建设等；培训课程应强化以公立医院高质量发展、党建工作与业务工作融合等政策导向，明确胜任力培训重点。

第一节　卫生健康经济管理人员培训需求分析与评价的基本概念

一、培训需求分析与评价

培训需求指由于特定群体已掌握的知识、技能等方面同期望所拥有的知识、技能之间存在差距而产生的需求。培训需求包括4个基本类型，分别是职务上的培训需求、员工的培训需求、职业上的培训需求及社会上的培训需求。首先，职务上的培训需求指由于某一职务所需要的专业知识、工作技能、综合能力等素质，与担任这一职务的员工具备的专业知识、工作技能、综合能力等方面的素质之间存在差距而产生的需求。其次，员工的培训需求指由于工作岗位所需的专业知识、工作技能、综合能力等方面的素质，与工作人员实际具有的专业知识、工作技能、综合能力之间存在差距而产生的需求。再次，职业上的培训需求指由于某一种职业普遍需要的专业知识、工作技能、综合能力等素质，同员工已有的专业知识、工作技能、综合能力等方面存在差距而产生的需求。最后，社会上的培训需求是指社会在政策方针、经济发展及文化提升方面对人民群众的要求，同人民群众自身对政策方针、经济发展趋势、文化内容学习的掌握水平之间存在差距而产生的需求。

培训需求的评价与分析是指在为某一特定群体规划设计培训活动前，负责培训的相关部门、相关人员运用特定的方法，评价并分析这一特定群体现有的各项能力、素质和技能等方面的素质同培训目标之间的差距，以确定是否需要针对这一特定群体开展培训，以及如何确定培训内容的过程。培训需求的评价与分析可以论证开展培训的必要性和重要性，确定培训需求的有效内容和培训过程的重点内容，为培训内容、培训目标等环节提供重要参考，提升培训效能、培训品质和培训效果。因此，培训需求的评价与分析是培训流程必不可少的关键性阶段，一定程度上决定着培训的质量和水平，奠定培训的基础和前提，保证培训的前瞻性和战略性。

20世纪60年代，Mcgehee和Thayer等学者提出一种关于系统评价培训目标、培训内容及其相互关系的方法。培训需求的评价方法在此基础上得到进一步发展和完善。20世纪80年代，经长期研究，培训需求评价方法进一步系统化，指出应从组织分析、任务分析和人员分析三个维度评价培训需求。在这一培训需求理论的指导下形成了人们常用的循环评估模型。1991年，H.Goldstein首先系统地提出培训需求分析的三要素模型。在H.Goldstein构建的三要素模型中，包含着组织分析、任务分析及人员分析这三方面的内容。2000年，I.L.Goldstein、E.P.Braverrnan在H.Goldstein总结三要素理论的基础上，进一步提出了基于培训“压力点”的培训需求评价三要素程序。2002年，H.Goldstein在自身最初创建模型的基础上，提出进一步扩充三要素模型的内容。模型的内容不单局限于组织分析、任务分析和人员分析三方面的内容，而且增加了对某类工作所需的专业知识、工作技能及工作能力等方面的分析。H.Goldstein优化后的模型使培训需求分析要素模型更加全面、更加精准。

二、胜任力培训需求分析与评价

首先，传统的培训需求分析可以为胜任力培训提供基础和参考，如借鉴传统培训需求分析的三要素模型及定性和定量的评价手段。通过组织分析维度，确定组织范围内的胜任力培训内容，促使胜任力培训的内容和效果更符合组织发展的整体目标和战略要求。从组织发展的整体目标和战略要求出发，可以更好预测组织未来发展所需要员工掌握的新知识、新技能、新素质，从而为胜任力需求的分析与评价提供方向上的参考。通过工作分析维度，确定从岗位出发需要的特定知识和特定技能，从而为胜任力需求的分析与评价提供内容上的参考。通过员工角度进行分析，确定个人现有的知识、技能、素质等方面同个人预期具备的知识、技能、素质等方面之间的差距，从而为胜任力需求的分析与评价提供主体维度的参考。通过组织、工作和员工三个维度分析胜任力需求，可以更加精准地确定受培训者同培训预期目标在专业知识、岗位技能、工作能力之间的差距。

其次，胜任力的培训具有多维度、多层次、跨职业等特征，不同层面、不同群体、不同职业所要进行的胜任力培训内容和培训水平是不同的。因此，胜任力培训需求分析过程需要在吸收传统培训需求分析的基础上纳入其他不同层次的内容，如培训的组织背景、组织培训需求、群体培训需求、培训方法需求等内容。在开展胜任力培训需求分析时，需要在微观层面上明确岗位具体的胜任力要求，确认胜任力培训需求分析的小组成员。

最后，还需要确定分析胜任力培训需求的具体方法。胜任力培训需求的具体方法包括调查问卷、测评试卷、员工职业生涯分析、个人或小组面谈等。胜任力培训需求分析的小组成员根据胜任力培训需求的调研结果，确定培训需求分析的具体内容，排除不必要因素的影响，筛选可信的、可靠的、可用的胜任力培训需求结果，确定胜任力培训需求的具体目标，并撰写胜任力培训需求的分析报告。

第二节　卫生健康经济管理人员胜任力培训需求的自我评价

按照传统的理论和方法，开展需求评估和分析是进行培训的基础性工作。关于胜任力，由于大量要素存在涉及隐私、难以评估等问题，进行传统培训需求评估存在一定的难度，评价的准确性难以保证。为进行有效的胜任力培训需求评估，构建以自我评估为核心的评估体系，可行性高、针对性强，可以有效解决外部评估难以触及的个人能力的评估。因此，结合新时代胜任力模型基本要素的核心内涵，需要构建基于胜任力基本要素的胜任力自我评估模型。

一、胜任力自我评价模型的构建思路

在构建胜任力自我评价模型的过程中，课题组从方法的可行性、胜任力评价的主要目的等，分析了适宜的胜任力评价模型。

1. 评价模型构建的理论分析

一是全面审视了不同方法的可行性，其中焦点小组访谈法、行为事件观察法是两种较为传统的胜任力评价模型，评价的结果相对准确，开展第三方评估也相对客观。从实际操作的角度看，上述两种方法存在的主要缺陷在于评价难度大、可行性差，整个评价过程需要耗费大量的人力物力，难以开展较大规模的评价。

二是从评价结果的应用性、实际价值看，胜任力评价的结果应用较为局限，不能作为客观的绩效依据。因为主要基于主观判断，不确定性较大，人为干扰因素较多。不适宜直接应用于绩效评价等方面。

三是从开展胜任力评价的主要目的看，主要是为了开展培训、提高培训体系的针对性和有效性。因此，基于新时代、新要求，结合公立医院发展的新动向，根据政策规定、岗位职责，提出胜任力模型，进而开发卫生健康经济管理人员的培训课程，是开展此次研究的主要目的。

四是明确胜任力评价的基本方向。通过综合分析，明确在推动胜任力评价过程中，重点采用自我评价的方法，相关评估的结果也主要对接胜任力培训需求评估，通过开展有针对性的培训，提高卫生健康经济管理人员的胜任力，进而推动卫生健康事业高质量发展。

2. 评价模型题库的构建

根据胜任力评价指标筛选的结果，此次研究针对三类人员，构建了48项评价指标体系。每类人员可以从48项评价指标体系中，选择适宜的指标进行评估，形成针对不同人员的胜任力评价题库。在构建评价模型题库的过程中，将包容性和合作意识整合，采用同一评价问题，形成49道评价题。评价模型题库明确每项指标涵盖的知识体系、能力要求、素质内涵等，对于下一步制定不同人员的胜任力评价模型均具有一定的参考意义。

二、不同层次人员的胜任力自我评价模型

根据评价题库中的相关指标对应的评价指标和评价项目，分别构建了不同类型人员的胜任力自我评价模型。

1. 党委书记和院长胜任力自我评价模型

党委书记和院长的胜任力评价模型包括23项胜任力指标，部分指标对应2个评价项目，共构成了有25个评价项目组成的基本自我评价模型。

（1）您对疾病预防控制、医事管理、药事管理、血液管理、医疗器械和用品、公共卫生应急等法律制度的了解情况是否能够满足本职工作需要？

（2）您对公共卫生、基层卫生、现代医院管理、公立医院高质量发展、基本药物、中医药、医疗保障、健康中国等卫生健康政策的了解情况是否能够满足本职工作需要？

（3）您对会计、劳动合同、社会保险、税收征管、所得税等法律制度的了解情况是否能够满足本职工作需要？

（4）您对事业单位财务规则、医院财务制度、公立医院运营管理等财务政策的了解情况是否能够满足本职工作需要？

（5）您对行政处罚法、行政诉讼法、卫生行政处罚程序等行政法规的了解情况是否能够满足本职工作需要？

（6）您对医疗服务需求与供给、医疗服务市场、卫生筹资、医疗服务成本与价格、卫生健康服务公平性、医疗保险、药物经济学等基本知识的了解情况是否

能够满足本职工作需要？

（7）根据医院发展目标和中长期规划等，确定医院的基本价值观、发展理念、医院内部运行原则、医院组织架构等方面的内容。您相关经验或者此方面的知识能力是否可以满足本职工作需要？

（8）根据相关法律制度和卫生健康管理政策，明确医院或者部门的制度体系架构、制度体系建设分工、制度体系完善和发展等。您相关经验或者此方面的知识能力是否可以满足本职工作需要？

（9）根据医院的发展目标，按照高效、科学、合理等原则，构建医院或者部门的人力组织体系、不同规模的部门和团队、团队的基本人员配置、相关的职责分工等。您相关经验或者此方面的知识能力是否可以满足本职工作需要？

（10）根据医院不同阶段的发展目标、公益性的发展原则、高质量发展需要等，明确员工适宜的激励机制、绩效考核机制、人才招聘和培养发展计划等内容以促进员工发展。您相关经验或者此方面的知识能力是否可以满足本职工作需要？

（11）在医院管理过程中，可以准确发现运行过程中的相关问题、能够分析问题产生的基本原因和关键因素，明确问题解决的路径、方向、基本方法等。您相关经验或者此方面的知识能力是否可以满足本职工作需要？

（12）在医院管理过程中，是否可以针对发现的问题和基本的解决路径，明确不同解决方案的环境要素、资源要素、政策要素等，对可行性、风险性等作出判断，提出最可行的解决方案。

（13）根据医药卫生体制改革和公立医院高质量发展要求，对医院或者部门的发展战略和策略、服务能力和水平、技术服务能力、组织与制度建设、管理方法、文化建设等方面，提出创新性改革和发展措施。您相关经验或者此方面的知识能力是否可以满足本职工作需要？

（14）根据公立医院改革创新需要，规划设计有效改革实践方案，明确资金投入、时间周期、人员变动、培训需求等。您相关经验或者此方面的知识能力是否可以满足本职工作需要？

（15）根据医院的发展目标、基本管理制度、道德准则和社会共识等，通过沟通谈判、第三方介入、增加资源投入、明确规则和程序、文化建设等措施，干预或改变激烈冲突或者矛盾事件的影响范围和大小，保证各方利益及医院整体利益的最大化，如医疗事故的处理等。您相关经验或者此方面的知识能力是否可以满足本职工作需要？

（16）根据公立医院高质量发展等要求，对医院或者部门中长期发展目标、发展战略和策略、行动路径、重大举措等方面，作出明确的布局和设计。您相关经验或者此方面的知识能力是否可以满足本职工作需要？

（17）根据医院提高运营效率和节能减排等需要，开展供应商遴选、药品耗材等配置管理、使用等级管理、资金支付管理、后勤保障管理、供应链流程优化等工作。您相关经验或者此方面的知识能力是否可以满足本职工作需要？

（18）根据国家的相关政策要求和医院性质等，开展医疗费用监控和分析、床位使用率分析、收支结构分析、成本与收费分析、运营效率分析等工作。您相关经验或者此方面的知识能力是否可以满足本职工作需要？

（19）根据国家的相关政策要求和医院发展目标等，开展医院部门和员工绩效方案制定、绩效考核、绩效分配等工作，不断优化绩效考核方案，提高个人、医院的整体绩效。您相关经验或者此方面的知识能力是否可以满足本职工作需要？

（20）根据国家医保管理相关政策要求和推动医院发展需要等，开展医保定点的申请、资金申请、政策宣传解读、支付方式改革谈判、支付方式影响和对策分析、优化医院医保管理流程、提高医院医保收益等工作。您相关经验或者此方面的知识能力是否可以满足本职工作需要？

（21）根据医院高质量发展、提高运营效率等需要，确定医院信息化发展战略，开展医院信息系统的规划、布局、应用等工作，推动信息化、智能化医院建设工作。您相关经验或者此方面的知识能力是否可以满足本职工作需要？

（22）在医院管理过程中，从医院的整体出发、从卫生健康事业发展的大局出发，确定自身的工作重点、主要工作任务、行为处事原则等，能够顾及自身及医院的整体利益。您相关方面的认识和做法是否符合要求、能够满足工作的需要？

（23）面对工作环境、工作内容、人际关系变化时，能够快速、有效适应角色转变、工作职责转变、工作条件等转变，尽快投入正常工作。您相关方面的认识和做法是否符合要求、能够满足工作的需要？

（24）在从事医院管理和自己负责的工作过程中，对标对表区域、行业、领域或者医院的最高水平，明确发展策略和路径，采取合理合法的方式，努力实现自身工作水平、服务水平、技术水平、业务量等最优化，不断提高自身在医院内部及行业领域中的地位，同时推动医院发展。您相关方面的认识和做法是否符合要求、能够满足工作的需要？

（25）在从事医院管理和自己负责的工作过程中，能够在规定的时间、人力和资源投入情况下，不断提高工作的积极性、主动性和创造性，通过自身努力，实现工作和服务质量的最优化、工作产出的最大化等。您相关方面的认识和做法是否符合要求、能够满足工作的需要？

2. 副院长和总会计师胜任力自我评价模型

副院长和总会计师的胜任力评价模型的构建思路与党委书记和院长的胜任力评价模型类似，25项评价指标共需要26个项目进行评估，基本的评估项目如下。

（1）您对疾病预防控制、医事管理、药事管理、血液管理、医疗器械和用品、公共卫生应急等法律制度的了解情况是否能够满足本职工作需要？

（2）您对公共卫生、基层卫生、现代医院管理、公立医院高质量发展、基本药物、中医药、医疗保障、健康中国等卫生健康政策的了解情况是否能够满足本职工作需要？

（3）您对行政处罚法、行政诉讼法、卫生行政处罚程序等行政法规的了解情况是否能够满足本职工作需要？

（4）您对管理学理论、卫生服务规划、卫生服务和政策评价、卫生资源管理、卫生人力管理、卫生工作方针和战略、卫生组织体系、卫生服务体系、医药卫生体制改革等基本知识的了解情况是否能够满足本职工作需要？

（5）您对医疗服务需求与供给、医疗服务市场、卫生筹资、医疗服务成本与价格、卫生健康服务公平性、医疗保险、药物经济学等基本知识的了解情况是否能够满足本职工作需要？

（6）根据医院发展目标和中长期规划等，确定医院的基本价值观、发展理念、医院内部运行原则、医院组织架构等方面的内容。您相关经验或者此方面的知识能力是否可以满足本职工作需要？

（7）根据医院或者部门组织体系结构、不同岗位职责和权力配置等要求，明确相关岗位和下属的权力和责任、应用范围和程度；可以根据工作需要适时委托下属特定的权力、做好授权的控制工作等。您相关经验或者此方面的知识能力是否可以满足本职工作需要？

（8）根据医院不同阶段的发展目标、公益性的发展原则、高质量发展需要等，明确员工适宜的激励机制、绩效考核机制、人才招聘和培养发展计划等内容以促进员工发展。您相关经验或者此方面的知识能力是否可以满足本职工作需要？

（9）在医院管理过程中，可以准确发现运行过程中的相关问题、能够分析问题产生的基本原因和关键因素，明确问题解决的路径、方向、基本方法等。您相关经验或者此方面的知识能力是否可以满足本职工作需要？

（10）根据医院的发展目标、基本管理制度、道德准则和社会共识等，通过沟通谈判、第三方介入、增加资源投入、明确规则和程序、文化建设等措施，干预或改变激烈冲突或者矛盾事件的影响范围和大小，是否可以保证各方利益及医院整体利益的最大化？如医疗事故的处理等。

（11）根据公立医院高质量发展等要求，对医院或者部门中长期发展目标、发展战略和策略、行动路径、重大举措等方面，作出明确的布局和设计。您相关经验或者此方面的知识能力是否可以满足本职工作需要？

（12）根据医院或者部门的战略意图、发展目标、委派的任务等，明确相关时间表和路线图，具有完成目标和工作任务的意图、能力，能够达到预期的效果。您相关经验或者此方面的知识能力是否可以满足本职工作需要？

（13）根据工作需要和任务安排等，与同事、下属、相关部门管理人员、服务对象、供应商等开展沟通协调，采取适当、有效的方式，了解对方的要求、意图等，表达自己的愿望和目的等，传达所需要的信息和情感，增进理解和信任，达成共识等。您相关经验或者此方面的知识能力是否可以满足本职工作需要？

（14）根据医院高质量发展、中长期发展目标、医院的基本性质等，综合运用现代化的信息、宣传技术和手段等，开展固定资产产权界定、登记、产权纠纷调处、资产评估、资产清查报告等基础工作，开展资产购置、处置和利用等工作，开展资产收益监管等工作，开展本单位的专利权、商标权、著作权管理等工作。您相关经验或者此方面的知识能力是否可以满足本职工作需要？

（15）根据医院的工作业务需要，按照招标采购法，以及相关政策的规定要求，开展工程建设、货物买卖、财产出租、中介服务等招投标活动，降低医院的运营成本。您相关经验或者此方面的知识能力是否可以满足本职工作需要？

（16）根据医院提高运营效率和节能减排等需要，开展供应商遴选、药品耗材等配置管理、使用等级管理、资金支付管理、后勤保障管理、供应链流程优化等工作。您相关经验或者此方面的知识能力是否可以满足本职工作需要？

（17）根据国家的相关政策要求和医院性质等，开展医疗费用监控和分析、床位使用率分析、收支结构分析、成本与收费分析、运营效率分析等工作。您相关经验或者此方面的知识能力是否可以满足本职工作需要？

（18）根据国家的相关政策要求和医院工作需要等，开展财产物资的安全性、会计信息的真实性和完整性，财务活动合法性审查等，建立完善相关的制度，开展相应的工作等。您相关经验或者此方面的知识能力是否可以满足本职工作需要？

（19）根据国家的相关政策要求和医院发展目标等，开展医院部门和员工绩效方案制定、绩效考核、绩效分配等工作，不断优化绩效考核方案，提高个人、医院的整体绩效。您相关经验或者此方面的知识能力是否可以满足本职工作需要？

（20）根据国家医保管理相关政策要求和推动医院发展需要等，开展医保定点的申请、资金申请、政策宣传解读、支付方式改革谈判、支付方式影响和对策分析、优化医院医保管理流程、提高医院医保收益等工作。您相关经验或者此方面的知识能力是否可以满足本职工作需要？

（21）在从事医院管理和自己负责的工作过程中，注意充分吸收同事的意见和建议，允许接纳不同意见，为下属员工和自己提供纠错和提高的空间时间，注意培养提高员工能力等。您相关方面的认识和做法是否符合要求、能够满足工作的需要？

（22）在从事医院管理和自己负责的工作过程中，有效控制自己的个人情绪，及时调整控制情绪低落，不因个人情绪问题影响正常工作。您相关方面的认识和做法是否符合要求、能够满足工作的需要？

（23）面对工作环境、工作内容、人际关系变化时，能够快速、有效适应角色转变、工作职责转变、工作条件等转变，尽快投入正常工作。您相关方面的认识和做法是否符合要求、能够满足工作的需要？

（24）在从事医院管理和自己负责的工作过程中，对标对表区域、行业、领域或者医院的最高水平，明确发展策略和路径，采取合理合法的方式，努力实现自身工作水平、服务水平、技术水平、业务量等最优化，不断提高自身在医院内部及行业领域中的地位，同时推动医院发展。您相关方面的认识和做法是否符合要求、能够满足工作的需要？

（25）在从事医院管理和自己负责的工作过程中，能够全心全力投入工作，将自己的主要精力投入医院发展和自己负责的业务工作，愿意付出努力促使医院和个人共同进步。您相关方面的认识和做法是否符合要求、能够满足工作的需要？

（26）在从事医院管理和自己负责的工作过程中，能够在规定的时间、人力和资源投入情况下，不断提高工作的积极性、主动性和创造性，通过自身努力，实现工作和服务质量的最优化、工作产出的最大化等。您相关方面的认识和做法是否符合要求、能够满足工作的需要？

3. 中层干部胜任力自我评价模型

中层干部的25项胜任力需要运用25项评价指标进行自我评估，主要的评价指标如下。

（1）您对医疗服务需求与供给、医疗服务市场、卫生筹资、医疗服务成本与价格、卫生健康服务公平性、医疗保险、药物经济学等基本知识的了解情况是否能够满足本职工作需要？

（2）根据医院或者部门组织体系结构、不同岗位职责和权力配置等要求，明确相关岗位和下属的权利和责任、应用范围和程度；可以根据工作需要适时委托下属特定的权力、做好授权的控制工作等。您相关经验或者此方面的知识能力是否可以满足本职工作需要？

（3）在医院管理过程中，可以准确发现运行过程中的相关问题、能够分析问题产生的基本原因和关键因素，明确问题解决的路径、方向、基本方法等。您相关经验或者此方面的知识能力是否可以满足本职工作需要？

（4）在医院管理过程中，可以系统地、连续地认识各种问题中所面临的各种风险、分析风险事故发生的原因等。您相关经验或者此方面的知识能力是否可以满足本职工作需要？

（5）根据宏观的经济政策、社会发展政策、医药卫生体制改革政策等，审时度势，随机应变，及时调整公立医院和部门的发展战略、基本政策、运营管理政策等。您相关经验或者此方面的知识能力是否可以满足本职工作需要？

（6）根据公立医院管理的相关规定，对医院或者部门的服务流程进行定义与重定义、资源分配、时间安排、流程质量与效率测评、流程优化等。您相关经验或者此方面的知识能力是否可以满足本职工作需要？

（7）利用SWOT分析、PDCA管理环、6W2H计划模板、目标制定的SMART原则、时间管理、成本管理等工具，不断提高管理效率，您相关经验或者此方面的知识能力是否可以满足本职工作需要？

（8）根据医院或者部门的战略意图、发展目标、委派的任务等，明确相关时间表和路线图，具有完成目标和工作任务的意图、能力，能够达到预期的效果，您相关经验或者此方面的知识能力是否可以满足本职工作需要？

（9）根据工作需要和任务安排等，与同事、下属、相关部门管理人员、服务对象、供应商等开展沟通协调，采取适当、有效的方式，了解对方的要求、意图等，表达自己的愿望和目的等，传达所需要的信息和情感，增进理解和信任，达成共识等，您相关经验或者此方面的知识能力是否可以满足本职工作需要？

（10）根据医院发展目标和工作需要，协调、控制医院的财务管理流程，具备建立完整的财务管理工作体系，能够开展财务预测、财务决策、财务计划、财务控制和财务分析等工作，您相关经验或者此方面的知识能力是否可以满足本职工作需要？

（11）根据税收相关法律法规，结合医院发展目标、职工利益等，合理设计医院和员工的经营、投资、筹资、缴税方案，实现税收利益最大化，您相关经验或者此方面的知识能力是否可以满足本职工作需要？

（12）根据相关法律法规、政策制度，结合医院发展需要等，运用系统、规范的方法，审查评价医院的业务活动、内部控制和风险管理的全面性、适当性和有效性等，包括医疗收费监控、医疗设备使用情况监控、药品物价监控等工作，您相关经验或者此方面的知识能力是否可以满足本职工作需要？

（13）根据医院高质量发展和中长期发展目标等，运用科学有效的方法，开展成本核算、成本分析、成本决策、成本控制、效率评价等管理工作，不断提高医院的运营效率，您相关经验或者此方面的知识能力是否可以满足本职工作需要？

（14）根据医院高质量发展、中长期发展目标、医院的基本性质等，综合运用现代化的信息、宣传技术和手段等，开展固定资产产权界定、登记、产权纠纷调处、资产评估、资产清查报告等基础工作，开展资产购置、处置和利用等工作，开展资产收益监管等工作，开展本单位的专利权、商标权、著作权管理等工作，您相关经验或者此方面的知识能力是否可以满足本职工作需要？

（15）根据医院的工作业务需要，按照招标采购法及相关政策的规定要求，开展工程建设、货物买卖、财产出租、中介服务等招投标活动，降低医院的运营成本，您相关经验或者此方面的知识能力是否可以满足本职工作需要？

（16）根据医院的工作业务需要，按照医院管理的法规政策要求，做好医院基础设施的规划配置，开展医院基础设施新建、续建、改扩建、迁建、大型维修改造工程及相关工作，您相关经验或者此方面的知识能力是否可以满足本职工作需要？

（17）根据医院提高运营效率和节能减排等需要，开展供应商遴选、药品耗材等配置管理、使用等级管理、资金支付管理、后勤保障管理、供应链流程优化等工作，您相关经验或者此方面的知识能力是否可以满足本职工作需要？

（18）根据国家的相关政策要求和医院性质等，开展医疗费用监控和分析、床位使用率分析、收支结构分析、成本与收费分析、运营效率分析等工作，您相关经验或者此方面的知识能力是否可以满足本职工作需要？

（19）根据国家的相关政策要求和医院工作需要等，开展财产物资的安全性、会计信息的真实性和完整性，财务活动合法性审查等，建立完善相关的制度，开展相应的工作等，您相关经验或者此方面的知识能力是否可以满足本职工作需要？

（20）根据国家的相关政策要求和医院发展目标等，开展医院部门和员工绩效方案制定、绩效考核、绩效分配等工作，不断优化绩效考核方案，提高个人、医院的整体绩效，您相关经验或者此方面的知识能力是否可以满足本职工作需要？

（21）根据国家医保管理相关政策要求和推动医院发展需要等，开展医保定点的申请、资金申请、政策宣传解读、支付方式改革谈判、支付方式影响和对策分析、优化医院医保管理流程、提高医院医保收益等工作，您相关经验或者此方面的知识能力是否可以满足本职工作需要？

（22）在从事自己负责的工作过程中，可以明确自身工作定位，积极履行自身职责，乐于为同事及服务对象提供服务和支持，互相配合开展工作，提高医院整体运行效率，您相关方面的认识和做法是否符合要求、能够满足工作的需要？

（23）在从事医院管理和自己负责的工作过程中，注意充分吸收同事的意见和建议，允许接纳不同意见，为下属员工和自己提供纠错和提高的空间时间，注意培养提高员工能力等，您相关方面的认识和做法是否符合要求、能够满足工作的需要？

（24）面对工作环境、工作内容、人际关系变化时，能够快速、有效适应角色转变、工作职责转变、工作条件等转变，尽快投入正常工作，您相关方面的认识和做法是否符合要求、能够满足工作的需要？

（25）在从事医院管理和自己负责的工作过程中，能够在规定的时间、人力和资源投入情况下，不断提高工作的积极性、主动性和创造性，通过自身努力，实现工作和服务质量的最优化、工作产出的最大化等，您相关方面的认识和做法是否符合要求、能够满足工作的需要？

本研究建议在自我评估过程中，按照完全满足、满足、基本满足、有点欠缺、欠缺较大5个等级进行自我评分，完全满足到欠缺较大的得分分别为5分到1分，依次递减，计算所有指标的平均分作为总的胜任力评价结果。

第三节　卫生健康经济管理人员不同层次人员胜任力培训需求

通过对285名医院管理人员的培训需求分析，发现党委书记和院长的前5项优先培训内容为员工激励、创新能力、团队建设、财政法规、财政政策；副院长和总会计师的前5项优先培训内容为员工激励、行业政策、绩效管理、分析决策和价格费用管理；中层干部的前5项优先培训内容为风险判断、分析决策、流程管理、沟通协调和应变能力。基于上述研究，在提高卫生健康经济管理人员胜任力方面，我国应构建以数字化专业能力为核心的胜任力发展理念；强调终身学习，提高知识更新速度；基于新的岗位职责设计胜任力评价体系；强调岗位胜任力的分级评价；构建定量化、可视化、标准化的自我评价体系等。在构建适宜的胜任力培训体系方面，应结合公立医院高质量发展和加强党建等总体要求构建培训大纲；应强化公立医院副院长和总会计师为重点的培训体系建设；推动胜任力培训与党建工作融合。在不同类型人员的优先培训内容方面，党委书记和院长优先关注基础知识和领导力培训；副院长和总会计师需构建“知识＋领导力＋专业技术”的全方位培训体系；中层干部优先关注具体管理技能和技术能力培训。经过研究，提出的胜任力培训知识模块包括以下几方面。

一、卫生健康经济管理人员胜任力培训需求调研统计结果

结合胜任力自我评估模型和培训需求模块，本研究针对党委书记和院长、副院长和总会计师、中层干部等不同类型人员的培训需求开展了自我评估，了解下一步胜任力培训的目标方向和重点内容。本次调查利用学会、协会、课题承担方的工作协作网络等形式，在全国范围内开展医院管理人员培训需求评估工作。覆盖的医院超过50所，调查各类人员的总人数达到285人次。在所有被调查人群中，41岁及以上人员占60.70%，硕士及以上人员占43.51%，最高学历所学专业

为医学占29.47%、管理学占31.58%，工作年限10年及以上的达77.54%，主要从事综合管理工作的占38.25%，从事财务管理工作的占23.51%，党委书记和院长为18名，副院长和总会计师为40名，中层管理人员为108名。

表8-1　医院经济管理人员胜任力培训需求评估基本情况

指标	选项	人数	百分比/%
年龄	30岁以下	29	10.18
	31～40岁	83	29.12
	41～50岁	113	39.65
	51～60岁	58	20.35
	60岁以上	2	0.70
最高学历	博士研究生	13	4.56
	硕士研究生	111	38.95
	本科	150	52.63
	大专及以下	10	3.51
	其他	1	0.35
最高学历所学的专业	医学	84	29.47
	管理学	90	31.58
	经济学	47	16.49
	法学	4	1.40
	哲学	1	0.35
	其他	59	20.70
工作年限	＜5年	40	14.04
	5～9年	24	8.42
	10～14年	45	15.79
	15～29年	118	41.40
	30～34年	38	13.33
	≥35年	20	7.02
职称	正高	45	15.79
	副高	84	29.47
	中级	83	29.12
	其他	73	25.61

续　表

指标	选项	人数	百分比/%
从事主要工作	综合管理工作	109	38.25
	财务管理工作	67	23.51
	医保管理工作	20	7.02
	资产管理工作	9	3.16
	审计管理工作	12	4.21
	其他	68	23.86
职务	党委书记	8	2.81
	院长	10	3.51
	副院长	22	7.72
	总会计师	18	6.32
	部门负责人	108	37.89
	部门一般管理人员	119	41.75

为对各类人员的胜任力培训需求进行定量评估，此次培训需求评估过程中，将各个模块的培训需求按“十分需要”赋分为1，“需要”赋分为0.8，“一般”赋分为0.5，“不需要”赋分为0.2，“完全不需要”赋分为0，计算平均分，进行定量评价，相关评价结果如下。

1. 党委书记和院长胜任力培训需求

从18名党委书记和院长的胜任力培训需求自我评估的情况看（图8-1），前5项培训需求内容中，2项关于人员激励和团队建设，1项关于创新能力，与我国公立医院改革过程中提高公立医院发展动力具有密切关系；2项关于财政政策和财经法规，也是公立医院管理人员开展规范化、标准化、科学化管理必备的基础知识。从第5项至第10项优先培训需求内容看，组织领导培训内容有4项，分别是组织领导、分析决策、问题解决、变革管理，1项为行业政策。综合来看，党委书记和院长的优先培训内容基本包括两方面，一是基础知识，包括行业政策、财政政策和财经法规等3项基础知识。二是领导力培训，包括组织领导、分析决策、问题解决、变革管理、创新能力、人员管理和人员激励7项。

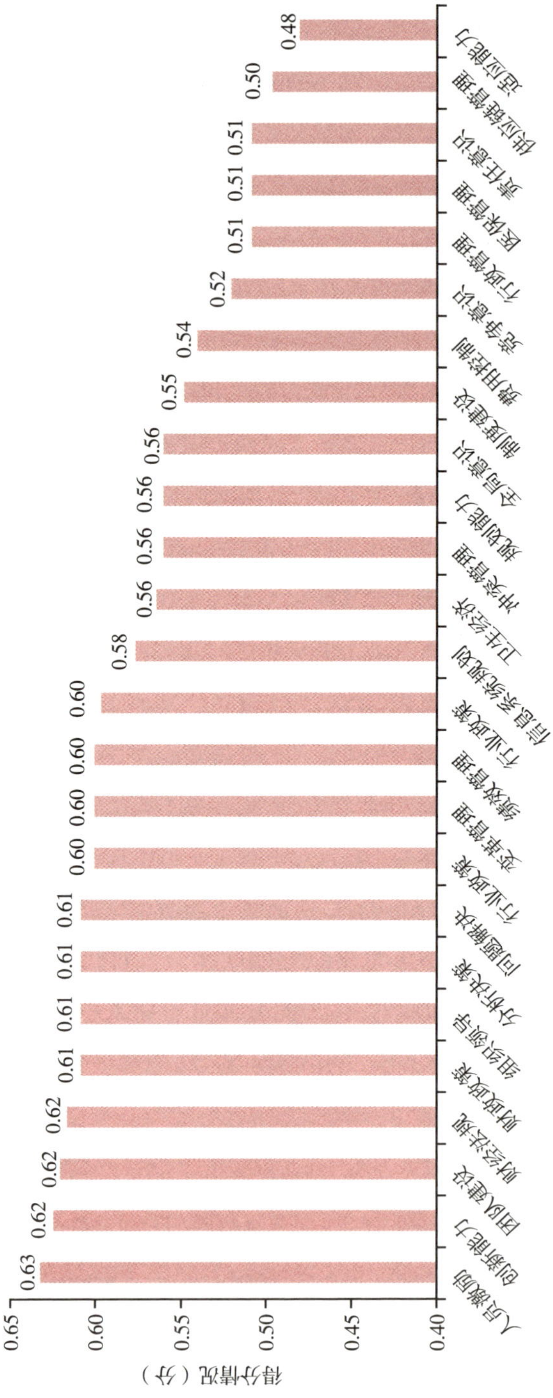

图 8-1　党委书记和院长胜任力优先培训需求内容自我评估

2. 副院长和总会计师培训需求

从40名副院长和总会计师的胜任力培训需求看，整体得分值较高，相关内容的培训需求和培训愿望较为强烈（图8-2）。从前10项培训需求内容看，基础知识类包括行业政策、卫生经济政策和卫生事业管理政策3项，领导力和管理能力培训需求包括员工激励、分析决策、规划能力、组织领导4项，专业能力培训需求包括绩效管理、价格费用管理、医保管理3项。从副院长和总会计师的培训需求看，涵盖了基础知识、领导管理技能和专业技能3个方面，体现了其职责的基本特点，既需要一定的管理能力，同时需要一定的专业技术技能。专业技术技能培训需求反映了当前公立医院改革的重点工作和主要内容，加强绩效管理，提高动力机制，加强费用控制，满足公益属性及医保制度发展，是当前急需要提高的基本业务能力。

3. 中层干部培训需求

从100多名中层干部的胜任力培训需求看，整体得分值也相对较高（图8-3）。从前10项培训需求内容看，技术能力培训是主要内容，包括风险判断；领导管理能力包括分析决策、流程管理、应变能力、管理工具、执行能力、分权授权6项；协调能力包括沟通艺术1项；基础知识包括卫生经济知识1项；技术能力包括风险管理、绩效管理2项。从整体结构看，中层管理干部重点关注了基本的领导能力和管理能力，以及重点的技术能力培训，包括风险管理和绩效管理等。

二、卫生健康经济管理人员胜任力培训需求的分析结果

加强公立医院经济管理人员的培训工作，是当前提高公立医院经济运行效率、维护公益性、保证可持续性的重要工作之一。本研究针对提高胜任力的关键工作，开展了覆盖重要管理人员的培训需求研究工作，相关发现对于提高培训工作的针对性、科学性、有效性具有重要参考意义。

1. 党委书记和院长优先关注基础知识和领导力等方面培训

从此次调研的结果看，党委书记和院长层面的管理人员需要重点关注重要基础知识和重要管理能力的培训和培养。在行业政策方面，应更加关注我国医药卫生体制改革的核心理念和核心原则、经济管理的重大政策和基本要求，传递公立医院公益性主导、高质量发展、高效率发展、以健康为中心的发展理念，结合医

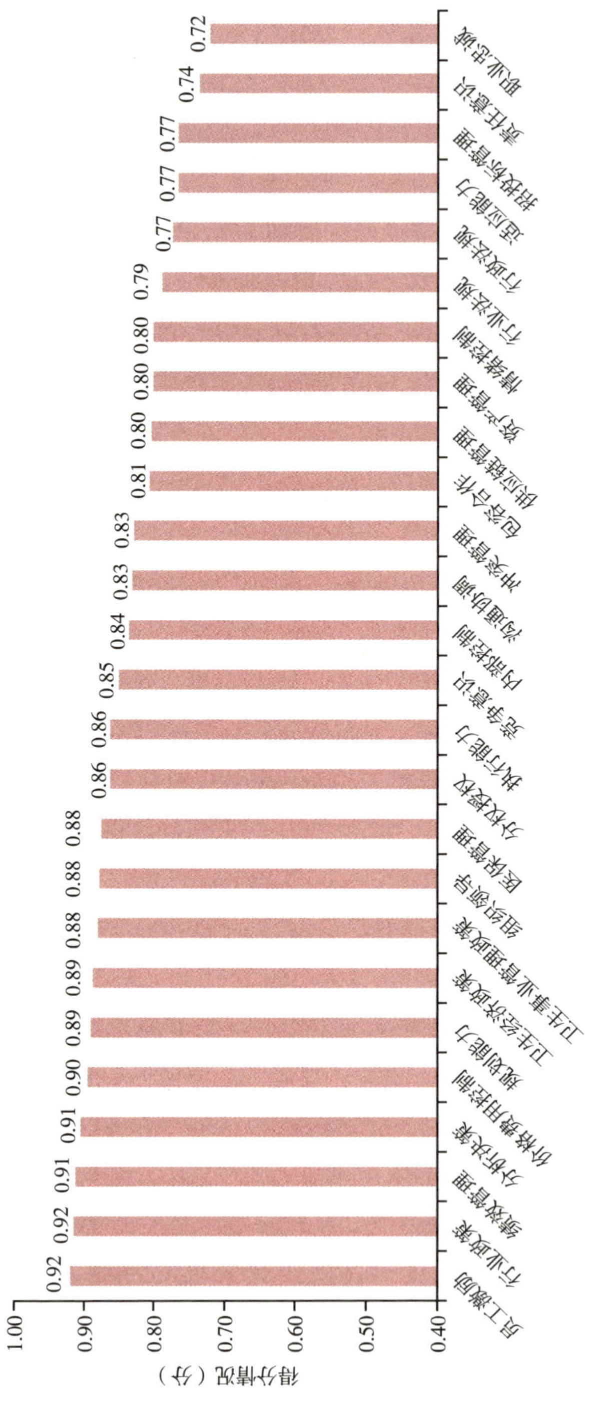

图8-2　副院长总会计师胜任力优先培训需求内容自我评估

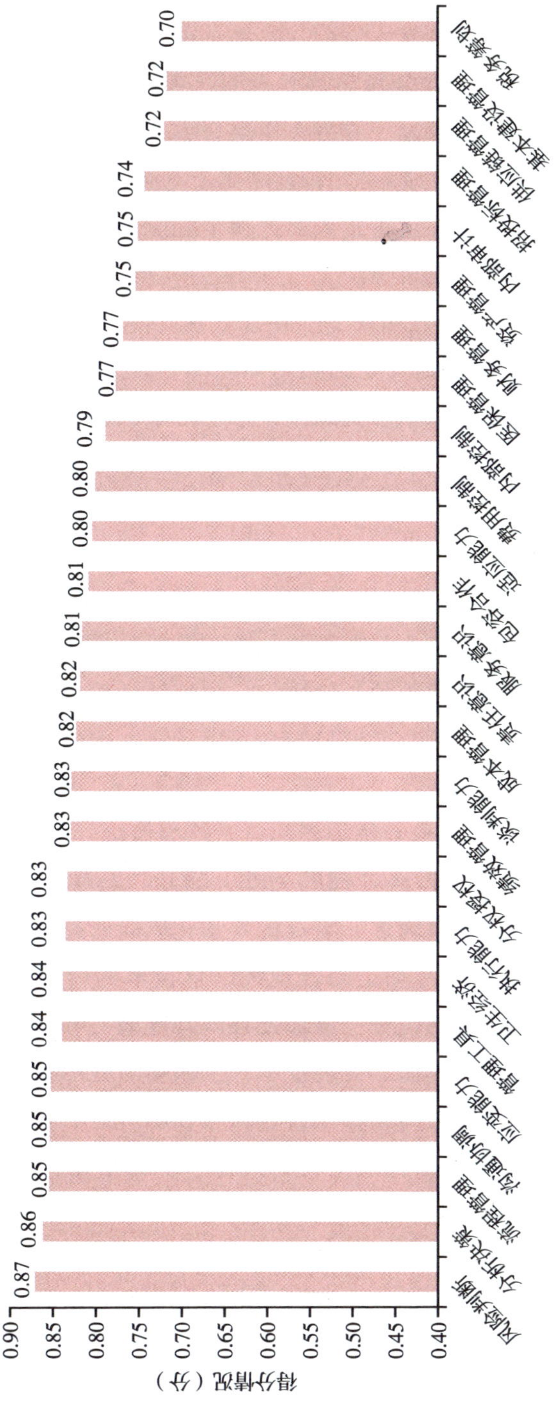

图8-3　中层干部胜任力优先培训需求内容自我评估

药服务价格改革、医疗保障制度改革、药品耗材集中招标采购制度改革等关键政策，明确公立医院今后发展的基本方向、路径、可行的措施等，保证公立医院沿着正确的轨道和方向发展。在领导力培养方面，重点加强创新管理、改革管理、人员激励机制等方面的能力提高，充分介绍综合方法、多元化方法，特别强调通过文化建设、思想政治建设的途径，全面提高公立医院的核心凝聚力、创造力、积极性，全面提高公立医院高层管理人员把握全局能力、实施全面管理水平，全方位实现公立医院高质量发展目标。

2. 副院长和总会计师关注知识＋领导力＋专业技术全方位培训

副院长和总会计师是实施公立医院绩效改革、加强运营管理的重要力量和关键执行层，对于保证相关政策落实到位、推动改革创新具有重要作用。从此次培训需求调查的结果看，也是培训愿望最强烈、需求最迫切的一个群体。相关培训的内容也涉及基础知识、重要领导管理能力、关键管理技术等多个方面，需要针对这一层面的管理人员，设计更加全面、有效的培训课程，注意宏观与微观的有效把握、注意关键专业技术的遴选和提炼，保证相关管理人员能够得到更加有用、更加实效的培训。注意重大行业政策、改革举措与医院之间的实际联系，厘清相互关系，提出落实相关政策的具体措施，包括绩效管理、价格费用管理、医保管理等方面，明确医院的适宜发展机制和管理举措，保证公益性、提高可持续性，实现高质量发展的目标。

3. 中层干部优先关注具体管理技能和技术能力培训

中层干部也是公立医院经济管理的关键人物和核心主力，从此次研究的结果看，中层干部的培训需求也较多，重点优先强化风险管理、流程管理等提高管理科学化水平方面的培训，特别是结合现代信息技术的应用，提高精细化、标准化、规范化管理水平和能力。进一步加强具体管理能力和管理技术的培训，注重掌握科学管理工具、管理方法、管理技术，全面提高应对各种风险挑战、管理变革、经济发展形势转变的能力，保证公立医院在新形势、新时期，可以更加高效、经济的发展，全面实现相关改革发展目标。在此基础上，需要增强服务意识、责任意识的培养，基于高质量发展、保证公益性的根本目标、目的、方式和方法，采取多种途径，提高其自身发展素质，面向中层干部的职业发展目标和路径，适当增加面向未来的培训内容，不断加强经济管理人员的梯队建设，形成可持续发展的局面。

第四节 卫生健康经济管理人员胜任力培训路径和方法

一、卫生健康经济管理人员胜任力培训的主要路径

1. 构建数字化专业能力为核心的胜任力模型

从全球的互联网、数字化等新兴技术发展趋势看，相关技术已经融入经济、社会、生活的各个方面，卫生健康经济管理也不例外。随着计算机技术的发展，以往繁重的财务会计记账、核算等工作的效率大大提高，以往繁重的统计工作可以借助计算机技术快速完成。在新的发展环境和技术条件下，特别需要强调基于数字化技术构建卫生健康经济管理人员的胜任力评价模型。我国的《中国注册会计师胜任能力指南》也强调了数字化技术的应用，全球特许管理会计师（CGMA）胜任力模型，也是以数字化技术为核心，构建胜任力模型。数字化技术已经成为卫生健康经济管理人员的核心能力和基本专业工具，必将在未来的发展中，发挥更大的作用，因此，在胜任力评价模型的构建中，必须加强数字化管理工具的应用，以此为核心，构建胜任力体系。

2. 强调终身学习的理念

全球的胜任力评价体系基本可以分为两大类，一类是强调各种能力，例如，全球特许管理会计师的胜任力模型，主要以能力构建为主；另一类是以知识＋素质＋能力的模式构建，其中，各种知识是具备相应能力的关键和基础，在大部分的胜任力模型框架中，强调了基础知识的重要性。同时，相关胜任力框架直接提出了学习能力是评价的重要方面之一。结合当前我国经济社会和医药卫生体制改革的发展形势，各种新的政策不断出现，包括近年来公立医院医疗服务价格调整、取消药品耗材加成、改革医疗保障支付方式，需要卫生健康经济管理人员，特别是书记、院长、会计师、中层管理者等，具备强大的学习能力，及时了解相关政策的具体内涵、操作措施和对公立医院可能产生的影响，适时改变公立医院的经济管理措施，才能有效应对可能出现的各种挑战。

3. 基于岗位职责设计胜任力评价体系

我国的公立医院改革，对公立医院的内部管理体系、管理政策、人员配置

等方面产生了重要的影响，具体体现在会计人员、医保管理人员等的岗位职责发生了重要的转变，卫生健康经济管理人员不仅需要关注公立医院的运营效率，同时需要关注公立医院基本职能的转变，例如，如何体现公立医院的公益性、如何转变基本的管理模式等，特别是结合新技术、新手段的应用，公立医院的管理岗位的职责可以从具体的事务性管理转向战略管理，要求不同层级的管理岗位应具备更高的战略思维和管理能力，其基本的岗位职责定位和要求已经发生了重大变化。在此基础上，设计相关的胜任力评价体系，需要充分结合国家宏观管理政策、医药卫生体制改革要求、以人民健康为中心的发展模式转变等要求，设计更加科学、合理，具有较高指导意义的胜任力评价模型，引领我国公立医院卫生健康经济管理工作发展，保证相关工作适应新形势、取得新突破。

4. 构建分级岗位胜任力模型

从全球胜任力模型的架构看，针对不同的岗位，实行分级管理是评价胜任力的重要思路和方法，例如，全球特许管理会计师、美国政府首席财务官委员会、加拿大投资行业等提出的胜任力框架，均针对不同层级的人员，提出了不同的要求。结合我国卫生健康经济管理人员的发展现况看，随着技术的进步和发展，事务性工作逐渐由计算机和智能化工具取代，构建具有战略思维的卫生健康经济管理人员体系，需要更加注重综合能力的培养，能够运用各方面的知识和信息，进行宏观决策。因此，从整个发展方向看，我国的卫生健康经济管理人员应该向综合化、整合化方向发展，在此基础上构建不同层级的人员配置架构，与之相对应，需要构建不同层级卫生健康经济管理人员的胜任力模型，充分强调知识体系、素质要求、能力建设的综合化，分级开展培养，胜任力的提高与其职业发展路径相对应，才能适应整体的改革发展趋势。

5. 构建适宜的岗位胜任力评价模式

从全球的胜任力评价发展情况看，素质、性格特质等方面仍然是胜任力评价的难点，结合美国国立卫生研究院及其他相关组织的调查工具看，个人的合作意识、竞争意识、自信心、情绪控制等，均是岗位胜任力评价、人才招聘面试等考虑的重要方面。从现行的通常做法看，利用面试或者交流的形式仍然是最基础的胜任力评价模式，但是这种方法存在的局限性主要体现在耗时耗力，资源投入巨大，对于人员招聘具有一定的适宜性，但是对于提高现有人员的胜任力水平，明确培训重点，其适用性有待于进一步提高。从加强我国卫生健康经济管理人员胜任力的根本目的看，构建定量化、可视化、标准化的评价模式，有利于开展大规模调查和评估。因此，未来的研究中，可以重点加强胜任力评价模型的构建，强调量化的自我评估，建立评估数据库，实现自动化评估，有利于提高胜任力评价的覆盖面和普及程度，提高卫生健康经济管理人员的知识更新速率，满足新时期卫生健康高质量发展的要求，充分利用经济杠杆，引领公立医院和卫生健康事业朝着正确的方向迈进，助力健康中国建设。

二、卫生健康经济管理人员胜任力培训的主要方法

1. 有效借鉴传统培训方法

针对卫生健康经济管理人员的胜任力培训，首先应明确卫生健康经济管理人员胜任力的培训目标及培训对象。根据卫生健康经济管理人员的培训目标、培训内容和培训对象以既有的知识技能储备为基本，有效借鉴传统的培训方法。适合卫生健康经济管理人员的传统培训方法主要包括理论讲授、技能培训、案例教学、基于问题的学习、反思性学习及应用新媒体网络学习等。理论讲授主要包括讲授法、讨论法、读书指导法。技能培训主要包括演示法、练习法和实习作业法。案例教学是通过具体的案例加深受培训人员对培训内容的理解和感悟。PBL是有效提高学习者分析解决现实能力及提升综合素质的方法。反思性学习是指通过对学习活动过程的反思进行学习，包括反省阶段、评判阶段、察觉问题阶段、界定问题阶段、确定对策阶段、实践验证阶段和总结提高阶段。此外，还可以借鉴互联网远程学习法、视听技术学习法、情景模拟、行为塑造、团队作业、体验式培训等方法。

2. 充分运用教学系统设计模型

针对卫生健康经济管理人员的胜任力培训，在有效借鉴传统培训方法的基础上，同步运用教学系统设计（Instructional System Design，ISD）模型，可运用系统的理论分析教学需求并确认最佳答案的一种方法。该模型包含以下九部分内容。第一，从管理需求中识别培训需求。第二，实施培训需求调查决定学员掌握的专业知识、专业技能、职业能力及其他个性特征。第三，根据培训需求分析的结果确定培训目标。第四，根据培训目标准备测试项目。第五，自编教材或者购买教材以满足培训目标和培训需求。第六，对培训过程进行过程性评估。第七，根据过程性评估修订教材。第八，对培训对象实施培训。第九，评估培训结果和持续改进培训。ISD模型具有系统性的特点，可有效优化卫生健康经济管理人员

胜任力培训的效果。

第五节　卫生健康经济管理人员胜任力培训课程

一、构建新时代的卫生健康经济管理人员培训体系

我国公立医院进入高质量发展的新时代，对于加强公立医院经济管理，提高运行绩效，保障公益性，提高服务质量，增进人民群众的获得感、幸福感、安全感具有重要意义。特别是在应对重大公共卫生事件过程中，公立医院发挥了不可替代的作用，同时也对公立医院的发展提出了新挑战、新要求、新任务。面对新的形势，进一步加强公立医院的经济管理工作迫在眉睫，需要制定更加完善科学的培训体系。

1. 结合公立医院高质量发展构建培训大纲

公立医院是我国医疗服务体系的主体，在抗击新冠疫情中，公立医院承担了最紧急、最危险、最艰苦的医疗救治工作，发挥了主力军作用。推动公立医院高质量发展，强化体系创新、技术创新、模式创新、管理创新，是我国公立医院发展的重点目标和任务。卫生健康经济管理人员承担着动力提升、效率提升的重要管理责任，进一步加强新形势下的胜任力培训至关重要。从目前的管理人员的基本专业结构看，有1/3的管理人员来源于医疗专业，需要进一步开展相关人员的领导管理、经济运营管理等方面的培训，提高标准化、科学化管理水平。我国推动公立医院高质量发展过程中，需要提升高质量发展新效能、激活高质量发展新动力，相关工作包括全面加强预算管理、完善内部控制制度、健全绩效评价机制、改革人事薪酬分配制度等重点任务，需要从根本上改革完善医院的管理制度和运行机制，才能保证改革工作顺利进行，实现高质量发展。从不同类型管理人员的培训需求看，也主要集中在上述几个方面，适应新时代、新形势发展要求，构建培训体系、制定完善科学的培训大纲，开展针对性的培训对于实现公立医院高质量发展至关重要。

2. 强化公立医院副院长和总会计师为重点的培训体系建设

从本研究开展的培训需求分析结果看，公立医院副院长和总会计师的培训需求和培训愿望最为强烈，也反映了新形势下相关管理人员作为推动高质量发展、实施创新改革的主力军，急切推动改革、盼望相关培训的强烈愿望和需要。因此，未来需要关注副院长和总会计师等既是医院管理领导层又是执行层，既是医院改革的统筹谋划者又是实施者的基本需求，加强关键人物、关键群体、关键少数的能力培养和建设工作，开展更加全面、系统的培训，对于全面提高公立医院的经济管理水平，具有重要现实和实践意义。同时需要统筹谋划中层管理者的培训内容，注意与职业发展、中长期发展目标衔接，做好医院后备管理人才的培养工作，在提高专业技术能力培训的同时，注重领导管理能力培训，提高中层管理者的大局意识和统筹能力，在相关培训需求中也充分体现了这一点，建立以现代管理技术为基础、注重提高领导管理能力的培训体系，提高公立医院长期可持续发展能力，有效助力公立医院高质量发展。

3. 推进卫生健康经济管理人员培训与党建工作充分融合

无论是医院党委书记和院长、副院长和总会计师还是中层管理者，对激发医务人员的积极性、加强激励考核、完善公立医院动力机制等方面，具有较高的培训需求和技能提高愿望。特别是我国积极推动公立医院绩效考核和薪酬激励机制改革，未来的改革发展工作任务也集中体现在上述方面。从人员激励机制改革的重点看，推动薪酬制度、绩效考核机制、人事制度改革是基本的管理措施，是基本手段和方法。同时需要注意到，在面临危机、重大公共卫生事件过程中，精神激励发挥了重大作用，医务人员的奉献精神、大无畏精神就是最好的体现。我国不断推进公立医院党的建设，加强卫生系统思想政治建设，经济管理人员的培训工作需要进一步与其融合。在胜任力培训体系中，加强全局意识、服务意识、职业责任感的培养，对于胜任力中这些难以考核的领域，需要充分利用我国的思想政治工作优势，加强对职业精神、社会主义核心价值观、抗疫精神等的宣传和培养，通过文化建设、文化引导的方式，全面提高卫生健康经济管理人员的胜任力。

二、不同层次人员胜任力培训课程的知识体系

在胜任力自我评估模型中，每一项指标均明确了一定的内涵、包括的知识体

系等、进一步细化相关的内容，可以获得针对每一类人员的培训整体大纲的基本框架，可以反映出培训的重点内容和知识模块。结合卫生健康经济管理人员的自我评估，可以进一步遴选出优先的培训知识模块。

结合不同人员的胜任力自我评估模型，以及相关胜任力对应的培训模块和培训知识点，可以明确每类人员的胜任力培训知识体系。

1. 党委书记和院长胜任力培训体系

党委书记和院长胜任力培训体系包括25个模块（表8-2），分别为行业政策、行业法规、财经法规、财经政策、行政管理知识、卫生经济知识、组织领导、制度建设、团队建设、员工激励、分析决策、问题解决、创新能力、变革管理、冲突管理、规划能力、供应链管理、价格管理、绩效管理、医保管理、信息系统运营、全局意识、适应能力、竞争意识、职业责任感等模块。

表8-2　党委书记和院长胜任力能力培训模块

序号	能力模块	培训主要内容
1	行业政策	疾病预防控制、医事管理、药事管理、血液管理、医疗器械和用品、公共卫生应急等法律制度
2	行业法规	公共卫生、基层卫生、现代医院管理、公立医院高质量发展、基本药物、中医药、医疗保障、健康中国等卫生健康政策
3	财经法规	会计、劳动合同、社会保险、税收征管、所得税等法律制度
4	财经政策	事业单位财务规则、医院财务制度、公立医院运营管理等财务政策
5	行政管理知识	行政处罚法、行政诉讼法、卫生行政处罚程序等行政法规
6	卫生经济知识	医疗服务需求与供给、医疗服务市场、卫生筹资、医疗服务成本与价格、卫生健康服务公平性、医疗保险、药物经济学等基本知识
7	组织领导	现代医院的基本价值观与发展理念、现代医院内部运行机制、现代医院的组织架构等、现代医院发展改革创新做法等
8	制度建设	医院或者部门的制度体系架构、不同制度体系的基本作用、制度体系的基本组成要素、制度体系的改革发展需求分析等
9	团队建设	医院人力组织体系、不同团队的人员配置和职责分工、多团队多学科协作模式与协作机制等
10	员工激励	医院人事制度、薪酬制度改革管理、绩效考核制度、人才招聘、职业发展路径规划、思想政治工作建设等
11	分析决策	医院运营管理、医院运营分析与决策、决策分析技术等
12	问题解决	发展环境分析、改革方案制定与比较等

续　表

序号	能力模块	培训主要内容
13	创新能力	服务能力改进、技术服务改革、组织与制度创新、管理方法创新、文化建设发展等
14	变革管理	医疗服务价格改革管理、药品耗材改革管理、医疗服务支付方式改革与管理
15	冲突管理	医疗事故处理、员工矛盾纠纷处理等
16	规划能力	医院战略规划、医药卫生体制改革规划、卫生健康事业规划、医疗保障制度规划、科技发展规划等
17	供应链管理	药品耗材配置使用管理、供应保障资金支付管理、后勤保障管理、供应链流程优化等
18	价格管理	国家医疗服务价格管理政策、医疗服务收费标准、医疗费用监控和分析、成本与收费分析、运营效率分析等
19	绩效管理	国家绩效管理政策、员工绩效方案制定、绩效考核、绩效分配等
20	医保管理	国际医保政策、医保定点管理、医保支付方式改革、优化医院医保管理流程等
21	信息系统运营	国家互联网发展政策、互联网医疗、医院信息系统规划管理、智能化医院建设等
22	全局意识	医院在卫生健康事业规划中的地位和作用、医院在医疗保障制度改革发展中的地位和作用、医院在科技发展中的地位和作用、医院在民生改善中的地位和作用等
23	适应能力	角色转变培训、心理应激培训、能力提高培训等
24	竞争意识	医院竞争力培训、差异化竞争培训、竞争力提高策略、竞争策略执行路径等
25	职业责任感	职业精神培训、艰苦奋斗思想意识培训、基层创新案例教育等

2. 副院长和总会计师培训体系

副院长和总会计师的培训体系包括26个模块（表8-3），分别为行业政策、行业法规、行政管理知识、卫生事业管理知识、卫生经济知识、组织领导、分权与授权、员工激励、分析决策、冲突管理、规划能力、执行能力、沟通协调、资产管理、招投标管理、供应链管理、价格管理、内部控制、绩效管理、医保管理、包容合作、情绪控制、适应能力、竞争意识、职业忠诚度、职业责任感等模块。

表8-3　副院长和总会计师胜任力能力培训模块

序号	能力模块	培训主要内容
1	行业政策	疾病预防控制、医事管理、药事管理、血液管理、医疗器械和用品、公共卫生应急等法律制度
2	行业法规	公共卫生、基层卫生、现代医院管理、公立医院高质量发展、基本药物、中医药、医疗保障、健康中国等卫生健康政策
3	行政管理知识	行政处罚法、行政诉讼法、卫生行政处罚程序等行政法规
4	卫生事业管理知识	管理学理论、卫生服务规划、卫生服务和政策评价、卫生资源管理、卫生人力管理、卫生工作方针和战略、卫生组织体系、卫生服务体系、医药卫生体制改革等基本知识
5	卫生经济知识	医疗服务需求与供给、医疗服务市场、卫生筹资、医疗服务成本与价格、卫生健康服务公平性、医疗保险、药物经济学等基本知识
6	组织领导	现代医院的基本价值观与发展理念、现代医院内部运行机制、现代医院的组织架构等、现代医院发展改革创新做法等
7	分权与授权	不同岗位的权利、责任、义务等，授权管理的原则、方法，授权监督控制方法等
8	员工激励	医院人事制度、薪酬制度改革管理、绩效考核制度、人才招聘、职业发展路径规划、思想政治工作建设等
9	分析决策	医院运营管理、医院运营分析与决策、决策分析技术等
10	冲突管理	医疗事故处理、员工矛盾纠纷处理等
11	规划能力	医院战略规划、医药卫生体制改革规划、卫生健康事业规划、医疗保障制度规划、科技发展规划等
12	执行能力	工作方案制定、工作计划执行管理监督等
13	沟通协调	沟通艺术与技巧、典型沟通案例介绍等
14	资产管理	固定资产管理、产权纠纷调处、资产评估、资产清查报、资产收益分析，医院无形资产管理等
15	招投标管理	国家招投标政策、药品耗材招标采购、大型仪器设备招标采购、大型服务设施建设招标采购、后勤管理招标采购等
16	供应链管理	药品耗材配置使用管理、供应保障资金支付管理、后勤保障管理、供应链流程优化等
17	价格管理	国家医疗服务价格管理政策、医疗服务收费标准、医疗费用监控和分析、成本与收费分析、运营效率分析等
18	内部控制	国家审计政策、医院审计制度、财产物资的安全性审计，会计信息审计、财务活动审查等
19	绩效管理	国家绩效管理政策、员工绩效方案制定、绩效考核、绩效分配等

续 表

序号	能力模块	培训主要内容
20	医保管理	国家医保政策、医保定点管理、医保支付方式改革、优化医院医保管理流程等
21	包容合作	团队精神塑造、合作方案规划、多元化文化建设、员工投诉机制完善等
22	情绪控制	员工思想政治建设、常见心理疾病表现、自我情绪管理等
23	适应能力	角色转变培训、心理应激培训、能力提高培训等
24	竞争意识	医院竞争力培训、差异化竞争培训、竞争力提高策略、竞争策略执行路径等
25	职业忠诚度	医院文化培训、职业认同培训、奉献案例教育等
26	职业责任感	职业精神培训、艰苦奋斗思想意识培训、基层创新案例教育等

3. 中层干部培训体系

中层干部的培训体系包括26个模块（表8-4），分别为卫生经济知识、分权与授权、分析决策、风险判断、应变能力、流程管理、管理工具应用、执行力、谈判说服、沟通艺术、财务管理、税务筹划、内部审计、成本管理、资产管理、招投标管理、基本建设管理、供应链管理、价格管理、内部控制、绩效管理、医保管理、服务意识、包容合作、适应能力、职业责任感。

表8-4 中层干部胜任力能力培训模块

序号	能力模块	培训主要内容
1	卫生经济知识	医疗服务需求与供给、医疗服务市场、卫生筹资、医疗服务成本与价格、卫生健康服务公平性、医疗保险、药物经济学等基本知识
2	分权与授权	不同岗位的权利、责任、义务等，授权管理的原则、方法，授权监督控制方法等
3	分析决策	医院运营管理、医院运营分析与决策、决策分析技术等
4	风险判断	医院安全管理、医院质量管理、医院经济风险管理、信誉风险管理等
5	应变能力	常见突发事件处理、个人应急能力培训等
6	流程管理	医院基本服务流程、医疗服务标准化管理、内部管理标准化等
7	管理工具应用	SWOT分析、PDCA管理环、6W2H计划模板、目标制定的SMART原则、时间管理、成本管理工具等
8	执行力	工作方案制定、工作计划执行管理监督等

续 表

序号	能力模块	培训主要内容
9	谈判说服	谈判艺术与技巧、谈判授权与管理、谈判礼仪培训等
10	沟通艺术	沟通艺术与技巧、典型沟通案例介绍等
11	财务管理	财务预测、财务决策、财务计划、财务控制和财务分析等
12	税务筹划	事业单位税收法律法规、个人所得税等
13	内部审计	内部控制和风险管理、医疗收费监控、医疗设备使用情况监控、药品物价监控等
14	成本管理	医院成本核算、成本分析、成本决策、成本控制、效率评价等
15	资产管理	固定资产管理、产权纠纷调处、资产评估、资产清查、资产收益分析，医院无形资产管理等
16	招投标管理	国家招投标政策、药品耗材招标采购、大型仪器设备招标采购、大型服务设施建设招标采购、后勤管理招标采购等
17	基本建设管理	医院基础设施建设规划、基础设施建设监督管理等
18	供应链管理	药品耗材配置使用管理、供应保障资金支付管理、后勤保障管理、供应链流程优化等
19	价格管理	国家医疗服务价格管理政策、医疗服务收费标准、医疗费用监控和分析、成本与收费分析、运营效率分析等
20	内部控制	国家审计政策、医院审计制度、财产物资的安全性审计、会计信息审计、财务活动审查等
21	绩效管理	国家绩效管理政策、员工绩效方案制定、绩效考核、绩效分配等
22	医保管理	国家医保政策、医保定点管理、医保支付方式改革、优化医院医保管理流程等
23	服务意识	岗位职责培训、服务规范培训、典型服务模范介绍等
24	包容合作	团队精神塑造、合作方案规划、多元化文化建设、员工投诉机制完善等
25	适应能力	角色转变培训、心理应激培训、能力提高培训等
26	职业责任感	职业精神培训、艰苦奋斗思想意识培训、基层创新案例教育等

参考文献

[1] 俞晓东，黄文秀．中医师岗位胜任力构成要素及提升路径研究［J］．浙江中医药大学学报，2023，47（3）：246-251，259．

[2] 王培蕊，马志强，李钊．基于内隐胜任力模型的全科医生胜任力提升路径研究［J］．卫生

软科学，2022，36（7）：49-55.
[3] 王娜. 以胜任力为导向的儿科急诊医生培养路径研究［J］. 经济研究导刊，2021，（18）：90-92.
[4] 白玉，张琰. 人才胜任力视角下高校附属医院科研管理人员培养方法探析——以南方医科大学珠江医院为例［J］. 科技管理研究，2018，38（13）：158-162.

第九章　卫生健康经济管理人员胜任力建设展望

胜任力研究和培训的最终目的是实现卫生健康经济管理工作高质量发展，推动卫生健康事业发展。本章重点介绍了卫生健康经济管理人员胜任力建设的目标，包括培养高质量的卫生健康经济管理队伍、高效运行的胜任力提升的循环机制、完备的卫生经济管理人员培训体系，最终为解决好效率和公平问题、最大限度地改善公民健康状况提供支撑。强化卫生健康经济管理人员胜任力建设是未来的一项重要工作，需要培养复合型人才，助力医院智慧管理；提升院长职业化水平，推动医院高质量发展；加强财会监督能力，服务卫生事业改革。强化胜任力培训是保证改革建设目标实现的重要途径，需要进一步完善培训体系、保障培训效果，推进队伍建设、加强人才管理，强化问题导向和目标导向、推动胜任力培训和建设等。

第一节　卫生健康经济管理人员胜任力建设目标

胜任力与绩效间有着密切的联系，员工的胜任力决定着员工的行为，员工的行为决定着员工的绩效水平，员工的绩效水平决定着单位的绩效水平。对人员胜任力进行建设、提高员工的胜任力是提高单位整体绩效水平的重要途径。卫生行业进行胜任力建设是服务于实现卫生改革的总体目标，即建立最优秀和最公正的卫生系统、最大限度地改善公民健康状况。公立医院进行胜任力建设是为深化公立医院改革，推进实施健康中国战略，落实公立医院功能定位，提升医疗服务质量等关键任务提供人力保障。

2020年，国家卫生健康委办公厅印发《卫生健康经济管理队伍建设方案

（2021—2025年）的通知》（国卫办财务函〔2020〕810号）[以下简称《建设方案（2021—2025年）》]中强调："坚持以习近平新时代中国特色社会主义思想为指导，围绕打牢专业基础和服务卫生健康事业高质量发展要求，不断完善培训方法，加强效果评价，不断完善具有卫生健康行业特点、适应事业改革发展的经济管理队伍培训制度，培养一支政治素养过硬、专业基础扎实、业务素质优良、队伍结构合理的卫生健康经济管理队伍，为卫生健康经济领域治理体系和治理能力现代化、卫生健康事业改革发展提供人才和智力支持。"高质量的卫生健康经济管理队伍和人才承担着落实高质量发展的任务。因此，卫生健康经济管理人员胜任力建设的总体目标是不断提升卫生健康经济管理人员的整体知识、能力、素养以满足卫生健康事业的改革发展对人才资源的需求。支撑总体目标的实现可以从以下几方面着手。

一、建设高质量的卫生健康经济管理队伍

高质量的卫生健康经济管理队伍可为卫生健康事业改革发展提供人才支持。长期以来，我国为推进健康中国战略，在卫生行业不断深化改革措施，推动着卫生机构进行发展模式的转型。卫生机构发展模式转型的过程中往往涉及战略调整、精细化经营、管理能力提升等需要高质量的经济管理队伍来保障实施的工作。

以公立医院为例，公立医院以往靠高要素投入、床位扩张，以门诊人次、出院人数和手术例数增加拉动业务收入增长的规模速度型、外延式发展模式，必须向追求以适宜技术、合理费用解除患者痛苦的质量效率型、内涵式发展模式转型。公立医院发展模式的转变，要求财务管理逐步由"会计核算"为主向"风险控制、价值创造"转变。2021年，国务院办公厅印发《关于推动公立医院高质量发展的意见》（国办发〔2021〕18号），提出推动公立医院高质量发展需要构建新体系、引领新趋势、提升新效能、激活新动力、建设新文化、加强党的全面领导等，公立医院要以建立健全现代医院管理制度为目标，强化体系创新、技术创新、模式创新、管理创新。

为减轻公立医院持续良性运营面临挑战等问题，扭转重资源获取轻资源配置、重临床服务轻运营管理的倾向，推动公立医院高质量发展，推进管理模式和运行方式加快转变，进一步提高医院运营管理科学化、规范化、精细化、信息化

水平，2020年，国家卫生健康委制定印发了《关于加强公立医院运营管理的指导意见》（国卫财务发〔2020〕27号）。首先，其明确了公立医院运营管理是以全面预算管理和业务流程管理为核心，以全成本管理和绩效管理为工具，对医院内部运营各环节的设计、计划、组织、实施、控制和评价等管理活动的总称。其次，提出从加强组织建设、理顺运营机制、完善制度体系三个方面构建运营管理组织体系。同时提出了明确管理范畴、优化管理流程、强化信息支撑、提高决策质量四项运营管理重点任务。该意见是对《管理会计基本指引》（财会〔2016〕10号）《国务院办公厅关于建立现代医院管理制度的指导意见》（国办发〔2017〕67号）《国务院办公厅关于加强三级公立医院绩效考核工作的意见》（国办发〔2019〕4号）等文件的细化和补充，为公立医院运营管理工作指明了方向，有助于公立医院提升精细化运营管理水平，强化内部管理效率，实现高质量发展。高质量的卫生健康经济管理队伍是医院内部运营管理各个环节执行到位的重要保障，是医院完成全面预算管理与业务流程管理的关键力量。

为了适应权责发生制政府综合财务报告制度改革需要，规范行政事业单位会计核算，提高会计信息质量，财政部制定了《政府会计制度——行政事业单位会计科目和报表制度》并于2019年1月1日实施，新制度重构了政府会计核算模式，强化了财务会计功能，扩大了政府资产负债核算范围，完善了报表体系和结构。确立收付实现制和权责发生制的双基础，以及财务会计报告和预算会计决算报告双报告模式。在医院层面，核算基础从收付实现制向权责发生制转变，标志公立医院已经从以财政补助为主、等患者上门，转变为更加关注收入、成本、效率等经济运营管理方面。公立医院在升级财务管理职能、推行财务精细化管理过程中，需要一支高素质的财务团队来实施，经济管理人员应从单纯业务角色向医院经营管理角色转变。

二、建设高效运行的胜任力提升的循环机制

不同的改革发展时期，国家卫生健康战略不同，卫生健康行业所面临的任务不同，对经济管理人员须具备的能力要求也不同。例如，在我国医疗保障制度的发展过程中，从公费医疗和劳保医疗到城镇职工基本医疗保险制度，催生了公立医院成立医保相关科室和岗位，完成医保结算、参保患者的服务和管理、维护院内医保基金使用安全等相关工作。随着医保支付方式从项目付费到DRG、DIP付

费改革，逐步加强了医保对医疗服务行为和费用的调控引导与监督制约作用。医院的医保物价部门需要持续研习最新医保物价政策，明确支付方式改革对公立医院的影响，对医务人员医疗服务行为、医院精细化管理和成本管控提出专业性的意见。

对于不断变化的胜任力要求，需要基于胜任力提升的逻辑（图9-1），建立并运行循环机制，以此来保障卫生健康经济管理人员紧跟卫生改革的脚步，不断提升自身本领和能力，以高质量的工作绩效表现服务于卫生健康事业的发展。

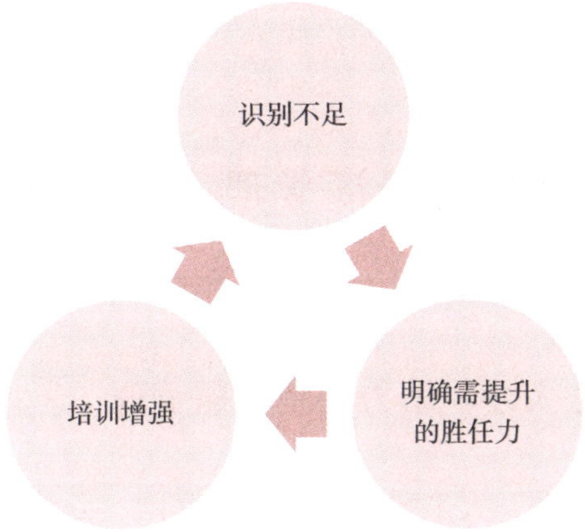

图9-1　胜任力提升循环

胜任力提升的循环机制分为三个步骤。第一步，医疗卫生机构运用绩效考核，自我评价等手段对卫生健康经济管理工作中的弱项、不足进行识别。第二步，单位经济管理部门将识别出的薄弱工作进行分析，明确需要提升的胜任力。第三步，经济管理人员通过参加继续教育培训、集中培训等方式提升胜任力。

三、建设完备的卫生健康经济管理人员培训体系

完备的卫生健康经济管理人员培训体系是胜任力持续提升的基础。《建设方案（2021—2025年）》部署了全面实施“335”基本能力提升计划，围绕卫生健康事业改革发展重点任务和经济管理政策法规，分级开展全员教育培训。国家卫生健康委以卫生健康经济大讲堂为载体，每年对省级卫生健康行政部门、委预算

单位经济管理有关人员有针对性地进行培训。地方各级卫生健康行政部门按照国家要求，逐级对所属（管）单位经济管理有关人员进行年度培训。各级预算单位结合实际，建立常态化教育培训机制，每年对所有经济管理人员轮训一遍。

同时《建设方案（2021—2025年）》还部署了组织开展高层管理人员战略决策能力提升计划、大力推进卫生健康行业经济管理部门负责人能力提升计划、大力推进卫生健康经济管理业务骨干梯队发展计划、协调做好继续教育培训计划等其他四项具体任务。这些任务的落实依赖于国家卫生健康委、各级卫生健康行政部门及所属（管）医疗卫生机构开展培训工作。需要建立师资队伍强、以实践为导向、多级协调、重点明确的卫生健康经济管理人员培训体系。

第二节　卫生健康经济管理人员胜任力建设重点

一、培养复合型人才，助力医院智慧管理

近年来，随着大数据、人工智能、移动互联网、云计算等新技术的发展，卫生健康行业也掀起了信息化、智能化建设的浪潮。根据中国医院协会信息专业委员会（CHIMA）发布的《2021—2022年度中国医院信息化状况调查报告》显示，在1062家参与调查的医院中，有1034家都制定了部分或整体的信息化发展规划，占比97.36%，有932家医院每年有信息化建设预算，占比87.76%。

为促进公立医院高质量发展，国家提出了智慧医院的概念，也对医院智慧管理提出了明确的要求。2021年，国家卫生健康委发布了《关于印发公立医院高质量发展促进行动（2021—2025年）的通知》（国卫医发〔2021〕27号），其中提出，要“建设‘三位一体’智慧医院。将信息化作为医院基本建设的优先领域，建设电子病历、智慧服务、智慧管理‘三位一体’的智慧医院信息系统，完善智慧医院分级评估顶层设计”。在智慧管理方面，提出到2022年，全国二级和三级公立医院智慧管理平均级别力争达到1级和2级，能够支撑线上线下一体化的医疗服务新模式。根据国家卫生健康委发布的《医院智慧管理分级评估标准体系（试行）》文件要求，2级智慧管理要实现初步建立具备数据共享功能的医院管理信息系统。在管理部门内部建立信息处理系统，数据可以通过网络在部门内部

各岗位之间共享并进行处理。医院智慧管理是“三位一体”智慧医院建设的重要组成部分，是医院管理精细化、智能化水平的重要体现。

实现医院智慧管理高水平发展，需要大量的经济管理和信息化复合人才。现阶段，大多数卫生经济管理人员是管理或财会专业出身，工作中使用软件进行财务记账、核算、物资管理、物价管理等工作，系统的建设、日常维护和管理是信息部门或软件提供商负责。信息部门和软件提供商虽然在技术上强，但对经济管理的要求缺乏深入理解，可能使软件功能不能满足经济管理人员的需要，而具备信息化专业背景的复合型人才可以在软件建设中，整合信息化技术与经济管理需求，增强信息化建设效率。

在培养复合型人才方面，我国高等教育已经有了探索经验。2021年11月，国务院学位委员会印发了《交叉学科设置与管理办法（试行）》的通知，明确了交叉学科的建设方案。例如，中央财经大学在培养经济管理信息化复合型人才方面进行探索，开展了人工智能AI＋MPAcc（会计硕士）专业的研究生，招收本科为计算机相关专业的学员。医科类院校也可以探索卫生事业管理、公共卫生管理等专业与信息化专业交叉，培养卫生行业特色的复合型人才，助力医院智慧管理和卫生健康行业经济管理信息化高质量发展。

二、提升院长职业化水平，推动医院高质量发展

公立医院高质量发展，需要公立医院院长不断增强管理能力，提升职业化水平，将公立医院管好管细。

在医院院长职业化方面，国外已经有较多成熟的经验。美国的医疗体系市场化程度较高，公立医院的组织管理借鉴了公司治理的相关理论。美国的公立医院组织结构由董事会、院长（首席执行官）和医务人员三部分构成。医院院长负责实施董事会决议，主持医疗和行政管理工作，协调医务人员并提供支撑服务。院长和董事会职能明确，医院管理者逐步进入董事会参与决议，这种相互关系有助于医院经营管理的科学决策。绝大多数的医院院长毕业于公共管理、法学、商学等专业。在担任院长工作之前，这些管理人才通过接受继续教育计划，强化医院管理相关课程，积累实践经验。德国医院领导体制的最大特点是设行政院长、医疗院长、护理院长，不设职能科室，三位院长在各自秘书协助下各司其职，其中行政院长全面主持工作，专业背景要求经济类、管理类或商业、法学等，并需要

接受2年的医院管理培训取得硕士学位；医疗院长和护理院长也需要进行管理强化教育。

我国在医院院长职业化方面也做了一些探索。2017年，中共中央组织部和国家卫生计生委印发《公立医院领导人员管理暂行办法》，明确了公立医院领导人员任职条件和任期管理的制度，并提出完善培养制度，推进领导人员职业化建设。2020年，国家卫生健康委办公厅发布的《卫生健康经济管理队伍建设方案（2021—2025年）》要求单位主要负责人任期内至少接受1次经济管理专题培训，分管负责人每年接受1次专题培训，以提高战略决策能力。

需要认识到的是，目前公立医院还存在着重医疗轻管理的导向。从整体来看，院长的职业化水平有待进一步提高。因此，需要有关部门基于加强公立医院党建的要求，结合上级委派任命制的行业规则，借鉴国外的成熟经验，加强顶层设计，落实更多符合中国特色的提升院长职业化水平的措施。

三、加强财会监督能力，服务卫生事业改革

审计监督、财会监督、统计监督都是党和国家监督体系的重要组成部分，要推动规范用权，及时校准纠偏，严肃财经纪律。加强财会监督相关能力也是卫生健康经济管理人员胜任力建设的重点之一。党的十八大以来，财会监督在推进全面从严治党、维护中央政令畅通、规范财经秩序、促进经济社会健康发展等方面发挥了重要作用。但财会监督工作还存在一些问题和短板，财会监督体系尚待完善，工作机制有待理顺，法治建设亟待健全，信息化水平不高，监督能力有待提升。同时，财经纪律松弛现象不同程度存在，违规使用财政资金、财务造假多发、会计信息失真、部分中介机构“看门人”职责失守等问题，严重违反国家财经纪律，扰乱市场经济秩序，急需强化监督和治理规范。

2023年2月，中共中央办公厅、国务院办公厅印发的《关于进一步加强财会监督工作的意见》明确了财会监督的内涵、定位、原则和体系。提出构建起财政部门主责监督、有关部门依责监督、各单位内部监督、相关中介机构执业监督、行业协会自律监督的财会监督体系。其中也提到加强财会监督队伍建设。县级以上财政部门应强化财会监督队伍和能力建设。各单位应配备与财会监督职能任务相匹配的人员力量，完善财会监督人才政策体系，加强财会监督人才培训教育，分类型、分领域建立高层次财会监督人才库，提升专业能力和综合素质。按照国

家有关规定完善财会监督人才激励约束机制。

进一步推进医疗卫生行业综合监管制度建设，严格落实行业主管部门监管职责和相关部门职责范围内的监管责任，推动地方政府全面落实属地监管责任，实现事前事中事后全链条监管，堵塞监管漏洞。国家卫生健康委印发的《关于进一步加强卫生健康行业内部审计工作若干意见的通知》（国卫财务发〔2022〕9号）提出加强人才队伍建设，各单位要鼓励支持内部审计人员参加职业资格考试、职称评聘、高端（领军）人才培养等后续教育，以及审计、会计、法律、信息技术、卫生经济、卫生健康事业管理等相关专业知识培训，努力建设一支信念坚定、为民服务、业务精通、作风务实、敢于担当、清正廉洁的高素质专业化审计干部队伍。内部审计干部要转变审计思路，既要善于发现具体违规问题，也要善于发现系统性、机制性问题，更要注重提出解决问题的方法和路径，发挥审计的建设性作用。

加强卫生健康行业财会监督是充分发挥财会职能作用、促进公立医院高质量发展的重要抓手，需要财务、审计、医保、采购等卫生经济管理人员协调配合。对卫生经济管理人员进行相关胜任力建设，一方面能够提升卫生机构人员专业能力，更好地进行自查自纠，发现内部问题。另一方面，有助于推进卫生健康行业监督和内控体系建设，健全财会监督长效机制，保障卫生事业改革稳步推进。

第三节 卫生健康经济管理人员胜任力培训策略

一、完善培训体系，保障培训效果

完善卫生经济管理培训体系是卫生健康经济管理人员胜任力建设的策略之一，主要从七个方面展开。

1. 明确培训原则

系统性。卫生经济管理培训工作是一项系统性工作，需要从国家层面进行顶层设计和部署，各级卫生健康行政部门及医疗卫生机构协同参与。

实践性。坚持从实际出发，按照“干什么学什么、缺什么补什么”的要求，完善培训内容，改进培训方式，切实增强教育培训工作的针对性和实效性。

全覆盖。培训需要覆盖卫生健康经济管理全部业务内容，覆盖卫生健康系统全部经济管理人员。

多样化。开展卫生经济管理培训工作要充分考虑受训对象的层次、类型，考虑培训内容和形式的多样性。针对领导干部、骨干人才、全体经济管理人员等不同层次，分别制定培训计划和培训内容，突出对相应层次人员的重点能力培养。

2. 建立培训制度

一项工作的长期坚持需要科学的制度作保障。因此，需要建立和完善培训管理制度，把培训工作例行化、制度化，保证培训工作的贯彻落实。

《卫生健康经济管理队伍建设方案（2021—2025年）》要求各级卫生健康行政部门要不断完善卫生健康经济管理人员教育培训政策、考核评价制度和培养使用机制，加强学员管理，严肃培训纪律，规范治教治学。国家卫生健康委成立专家咨询委员会，为经济管理队伍建设提供咨询。

3. 提升师资队伍质量

师资队伍的质量是卫生经济管理培训的核心，要选拔政治立场坚定、理论基础扎实、专业技能突出、实践经验丰富的专家作为培训师资。同时对师资队伍定期进行考核评价，形成良性的师资进入和退出机制，保障授课水平。

4. 做好培训需求分析

培训需求分析需要综合考虑卫生经济管理人员自身的胜任力发展需求和卫生健康行业内外部环境要求。对于卫生经济管理人员自身的胜任力发展需求，可以运用胜任力评价模型，通过问卷调查、测评等方式进行需求采集。而卫生健康行业内外部环境要求方面，需要国家卫生健康委及各级卫生健康行政部门层面进行内外部环境分析，确定卫生健康行业经济管理人员的工作重点和不足之处，明确需要提升的胜任能力，进而进行培训内容及课程的设计。

5. 丰富培训内容及课程

根据培训需求分析的结果对培训内容及课程进行设计。汇总卫生经济管理人员自评和国家卫生健康委、各地卫生健康行政部门内外部环境分析确定的待提升胜任力指标。通过对胜任力指标内涵分解整理，匹配对应培训知识、能力模块，进而设计培训课程和内容。

6. 创新培训方式方法

坚持集中轮训与自主学习、线上与线下培训相结合，大力开展研讨式、案例式、模拟式、体验式教学，提高培训质量。建立卫生健康经济管理人员实践基地，撰写典型案例集，增强教育培训的针对性和实效性。

7. 科学运行培训考评机制

培训后的考核评价工作是培训体系的重要组成部分，对于培训组织者了解培训效果、培训投入产出情况及完善培训课程具有重要作用。

各级卫生健康行政部门需要加强过程管理，定期对培训计划、组织实施、培训效果、学员和师资满意度等进行调查评估。强化结果应用，将培训考核情况作为卫生健康经济管理人员年度考核、岗位晋升的重要参考，推动卫生健康经济管理人员综合素质、专业技术水平和服务能力持续提升，适应健康中国建设和深化医药卫生体制改革需要。

二、推进队伍建设，加强人才管理

1. 基础人员队伍建设

基础卫生经济管理人员是指未从事管理岗位，未纳入业务骨干范围的各级医疗卫生机构经济管理人员，包括财务、审计、资产、采购、收费、物价管理等从业人员。

各级医疗卫生机构需要承担基础人员队伍建设的主体责任，首先根据岗位分工和人员现状，将内部转岗和外部招聘相结合进行人员规划。其次要提升人员质量，在人员招聘时结合岗位胜任力要求，从严从优选拔。在人才使用与管理方面，定期进行岗位梳理、人员盘点，做好轮岗工作，组织基础人员定期参加培训，不断提升岗位胜任力。

2. 业务骨干梯队建设

业务骨干梯队为卫生健康行业知识储备全面、专业能力突出、实践经验丰富的经济管理人才，主要包括领军人才、各单位业务能力突出人员。

国家卫生健康委印发的《“十四五”卫生健康人才发展规划》指出，要坚持人才引领，把人才资源开发放在卫生健康事业发展的最优先位置，大力建设战略人才力量，着力夯实创新发展人才基础。随着卫生健康行业迈向高质量发展的新阶段，卫生经济管理工作也日趋复杂，应当进行卫生经济管理业务骨干梯队建设，培养一支具备行业特色，善于解决经济管理领域急难险重工作的领军人才队伍。

在培养方面，要用好用活培养目标和原则，真正做到高端引领、以点带面；理论提升、实践锤炼；以用促学、学用结合，培养卫生健康行业一流的领军人才。

同时，需要做好卫生健康经济管理领军人才及后备领军人才的管理与使用，因材施用。在管理发展通道上，形成各学科管理人才队伍，在专业发展通道上，探索建立卫生健康经济管理研究智库，研究破解改革发展难题，服务健康中国建设。

3. 管理人才梯队建设

管理人才梯队主要为医院党委书记和院长、总会计师、经济管理部门负责人等。

目前，我国公立医院党委书记和院长队伍结构存在专业背景单一、对临床经验的重视程度不够等特征。在对六省一市（江苏省、浙江省、安徽省、福建省、山东省、江西省、上海市）三级综合医院现任管理人员进行的调查中显示，在教育和专业方面，绝大多数三级医院院长为主任医师（81.4%）专业职称，副主任医师共计17人，占12.1%。从任职党委书记的职称及专业来看，主任医师占比58.6%。26.7%的党委书记为公共管理、经济学、教育等非医学专业，绝大部分院长为医学专业出身（96.4%）。大多数三级医院在聘用院长时倾向于拥有高级学历和职称，并具有多年经验积累、熟悉本院工作环境的医疗专家。目前，医院党委书记和院长依然缺乏系统的管理知识培训。在对党委书记和院长层面的人才梯队建设方面，可对新聘任的医院主要管理者进行职业化考核，对目前在岗的主要管理者进行职业化培训以提升医院管理效率。

总会计师队伍的建设一直是我国会计人才发展的重点。《会计行业人才发展规划（2021—2025年）》提出通过实施大中型企业总会计师培养工程，着力培养符合新时代高质量发展要求的大中型企业高端会计人才。《关于开展“公立医疗机构经济管理年”活动的通知》（国卫财务函〔2020〕262号）指出三级医院及有条件的二级医院要配置总会计师，协助院长负责医院经济管理和运营管理相关工作。《卫生计生经济管理队伍建设方案（2014—2020年）》、《关于加快落实预算管理医院等预算单位总会计师制度的通知》（国卫财务函〔2015〕229号）、《关于进一步推进和规范预算医院总会计师设立工作的通知》（国卫财务函〔2016〕882号）和《关于加快推进三级公立医院建立总会计师制度的意见》（国卫财务发〔2017〕31号）等文件对公立医院总会计师制度、总会计师素质培养提升方面提出了具体要求。总会计师队伍建设旨在提高医院经济活动科学化、精细化管理水平，强化内部控制、提高运营效益，助力公立医院高质量发展。

经济管理部门负责人人才梯队方面，《会计行业人才发展规划（2021—2025年）》提出通过实施行政事业单位财务负责人培养工程，着力培养符合新时代行政事业单位管理要求的高端会计人才。选拔一批行政事业单位优秀中青年会计人才进行重点培养，科学规划培养周期和培训内容。在岗经济管理部门负责人的能力方面，需要定期开展轮训，提升政治素养、专业水平、管理能力等岗位胜任力，为经济管理人才选拔聘任储备人才。

三、应用胜任力评价模型，助力能力提升

在卫生健康经济管理人员分类胜任力研究课题中，我们在全面总结国内外胜任力研究成果，结合国内相关政策文件要求、不同的岗位职责，融合了国际和国内胜任力框架整体结构的基础上，通过专家咨询，构建了卫生健康经济管理人员胜任力模型，并通过预调查等形式，筛选出重点的胜任力，提出胜任力评价模型指标体系，通过专家咨询法得到党委书记和院长、副院长和总会计师、中层干部三类人员的评价指标体系，并在此基础上提出针对三类人的胜任力自我评价模型和客观评价模型。

应用卫生健康经济管理人员的胜任力评价模型可以有依据地对卫生健康经济管理人员的胜任力进行考量，为客观、系统、公正地选拔、评价、培养人才提供理论支撑，也能为医院经济管理人员招聘、培训能力不足的员工、管理岗位人事聘任等相关人力资源管理提供科学参考依据，具有较强的实践意义。

1. 人才招聘方面

与传统的基于岗位工作要求的招聘与选拔相比，基于胜任力评价模型的人才招聘与选拔具有以下优势。

（1）招聘标准更加科学。传统基于岗位工作要求的招聘，侧重于对知识、经验、技能等“冰山”上部较为容易识别和培养的内容。而基于胜任力评价模型的招聘不仅关注知识、经验、技能等显性胜任力，而且注重识别“冰山”下能够真正影响工作绩效的个人素质和行为特征，对应聘者工作表现有更科学显著的预测。

（2）招聘范围更加精确。传统招聘通常对岗位工作内容及任职资格条件进行描述，基于胜任力评价模型的招聘将职位要求的胜任力进行行为化的表述，明确目标绩效标准，对要什么人、不要什么人的描述更加精确，可以更好地筛除不符

合的应聘者，提升招聘效率。

（3）招聘方法更加多样化。基于胜任力评价模型的招聘从实际工作情景出发进行考核，能够更好地预测应聘者的表现。在面试过程中侧重对应聘者过往关键事件进行行为分析，判断胜任力水平。同时可以进行情景假设，分析应聘者预设场景的行为，判断应聘者的胜任力。

具体实际运用时，首先根据招聘岗位胜任力评价模型生成问题清单。通过不同的方式对胜任力进行考察，知识类胜任力可以采用笔试，能力及素质类胜任力可在面试时对应聘者提出相应的问题，通过分析判断应聘者的回答确定其胜任力水平。基于胜任力模型的招聘路径可以更有效地找到适合的人。以下为以招聘A公立医院财务负责人为例进行人才招聘方面的应用阐述（表9-1）。

表9-1　A公立医院财务负责人胜任力评价模型招聘应用（仅部分列举）

胜任力大类	具体胜任力	考核方式	具体考核内容
知识类	财经法规	笔试	判断题：公立医院负责人对本医院的会计工作和会计资料的真实性、完整性负责
	卫生事业管理	笔试	问答题：三级公立医院绩效考核指标体系由哪几个方面组成，并谈谈为何要从这几方面考核
能力类	分析决策	面试	（1）请回忆一下最近做出决策的经历，描述一下你的决策过程及决策的结果如何 （2）请举例说明一个你曾经不得不作出艰难决定的经历，结果如何
	流程管理	面试	（1）请举例说明一件体现你工作时具有标准化意识的事情 （2）你觉得流程管理对医院财务工作有什么益处
素质类	适应能力	面试	（1）请你举例说明曾经在工作岗位变化或人生角色变化时，你是如何应对的 （2）请你回忆一下，最近非常紧张和繁忙的时刻，这是什么时候的事？你是如何度过的
	职业责任感	面试	（1）你是如何看待医院财务这个职业类型的，医院财务岗位的价值和意义是什么 （2）请举例说明，如果工作中遇到别人需要你协助或临时增加工作量的情况，你会如何处理

以上的笔试或面试问题都是基于卫生健康经济管理人员胜任力评价模型设计的，通过这些问题可以反映应聘财务负责人的候选人是否具备岗位胜任力。应用

胜任力评价模型进行招聘时有三点需要注意。第一，候选人面试问题的回答可能会偏离问题考核的目标，这时面试官应进行提醒指正，以此保证面试问题考察的效果。第二，面试官需要提炼候选人答案中的正向行为和负向行为，以此判定候选人的胜任力水平。第三，由于面试时间有限，想使整个胜任力评价模型的考核内容面面俱到时间往往不够。因此，建议面试官尽量挑选岗位工作的关键胜任力来考核，这一考核需要结合本单位实际情况。

2. 绩效考核方面

（1）公立医院绩效考核的意义。《国务院办公厅关于加强三级公立医院绩效考核工作的意见》（国办发〔2019〕4号）明确了三级公立医院绩效考核的总体要求、指标体系、支撑体系和考核程序，为三级公立医院的发展指明了努力方向。实施公立医院绩效考核是公立医院改革和现代医院管理制度的重要内容，是贯彻落实党中央、国务院决策部署，狠抓落实的重要手段，也是检验公立医院改革发展成效的重要标尺，对进一步深化公立医院综合改革、加快建立完善分级诊疗制度和现代医院管理制度、提升公立医院高质量发展新效能具有重要意义。

公立医院绩效考核的目的是在坚持公益性导向下，提升医疗服务的质量和效率。通过绩效考核，推动公立医院在发展方式上向质量效益型转变；在管理模式上向精细管理转变；在投资方向上向扩大分配，提高待遇转变，促进公立医院综合改革落地见效。

（2）卫生健康经济管理人员绩效考核。绩效管理是组织实现战略目标的有效途径，通过对部门和员工的工作业绩实施有效的管理，使每个员工、每个部门的努力方向与企业的战略目标保持一致，从而达到通过每个个体目标的完成来实现企业总体战略目标的目的。绩效考核是绩效管理中的关键环节，考核员工的绩效表现，有两种方式，一种是对工作结果进行衡量，即关键绩效指标法（Key Performance Indicator，KPI）。KPI注重考核结果，不注重过程和发展，不能充分发挥考核结果在人才培养发展方面的激励导向作用。另一种是对工作过程的衡量，称为关键能力指标（Key Competency Index，KCI），这种绩效考核方式是基于胜任力评价的绩效管理模式，胜任力评价指标可以对应到KCI考核指标中。

卫生健康经济管理工作的性质决定了难以对其工作成果进行量化。从公立医院来看，卫生健康经济管理人员的绩效考核和分配缺乏合适的KPI指标，适合采用KCI指标进行绩效考核。

在基于胜任力评价的绩效管理模式下，运用KCI指标考核，需要制作KCI考核表对KCI指标进行定义，可从以下六个维度进行（表9-2）。

指标名称：需要为每项KCI指定名称。

指标编号：给每项KCI确定一个单位范围内的唯一编号。

指标含义：给每项KCI确定单位内部的标准定义（需要尽量确切具体）。

考核人：考核人一般为两类，直属领导和人事部门。

指标考核周期：对于KCI的考核，在绩效管理体系中一般情况下用半年、一年。

评价打分：由于KCI都是定性指标，为指导清晰便于操作，可以进行定性结果赋分的方式。

表9-2 KCI考核表

被考核人		×××	
指标名称	冲突管理	指标编号	KCI-001
指标含义	能够识别冲突的关键所在，运用科学的手段，灵活的技巧对部门内部及跨部门的权责、利益冲突进行化解和平衡。		
考核人	直属领导/人事	考核周期	半年/一年
KCI指标打分（按完全满足、满足、基本满足、有点欠缺、欠缺较大5个等级进行评分，完全满足到欠缺较大的得分分别为5分到1分，依次递减）			

设计制作KCI考核表时，首先将KCI指标设置编号，明确各个KCI指标的确切含义，使考核人打分时更客观公平。根据考核周期定期进行考核，计算汇总各KCI分值，确定综合KCI分值。根据综合KCI分值的高低，确定绩效考核结果。可以将绩效考核的结果应用在薪酬激励、岗位晋升、评先评优等方面。

3. 岗位晋升方面

应用胜任力评价模型可以使岗位晋升工作更加公平高效。除了将KCI指标进行绩效考核结果应用在岗位晋升方面，还可以整体应用胜任力评价模型开展岗位晋升工作。

人事部门和用人部门首先，根据岗位职责要求进行该岗位的角色定位。其次，确定该岗位需要履行的基本职能及履行职能的核心能力。再次，基于核心能力要求确定该岗位的胜任力评价指标，给所有胜任力评价指标进行权重赋分，对于该岗位越重要的指标分值越高。最后，基于卫生健康经济管理人员胜任力评价体系，对知识胜任力指标进行笔试评估，能力及素质指标通过360度评价法获得上级、同级、下级及候选人自我评价得分表，对不同评价形式进行重要性赋权，最终计算得出综合评价分。将最终评价分值从高到低排序，得分高者可以有更多的晋升机会。

参考文献

[1] 王诗铭，季茜，许昌，等. 以问题为导向 提升卫生健康经济管理人员胜任力［J］. 中国医院院长，2022，18（24）：56-58.

[2] 郑大喜. 公立医院发展转型、财务管理升级与会计人才培养研究［J］. 中国卫生经济，2017，36（3）：81-83.

[3] 2021—2022年度中国医院信息化状况调查报告［R］中国医院协会信息专业委员会，2023，2.

[4] 中央财经大学会计学院. 中央财经大学会计学院2022年全日制MPAcc招生简章［EB/OL.（2021-09）］https://soa.cufe.edu.cn/info/1081/4580.htm.

[5] 魏万宏. 国内外医院管理队伍职业化比较与分析［J］. 中国卫生事业管理，2011，28（2）：117-118，134.

[6] 江炜，楼旭妍，陈秋霖，等. 国内外公立医院管理人才职业化模式对比与启示［J］. 中国卫生事业管理，2022，39（11）：835-839.

[7] 林丽萍. 从零开始学胜任力模型建模与应用［M］. 北京：中华工商联合出版社，2021.